JINGBIAN HULIXUE

LINCHUANG SHIJIAN

精编护理学临床实践

主编 杨真真　孙倩倩　郭　英　林瑞香

　　　李　鑫　毕建静　李　金

U0381127

上海科学普及出版社

图书在版编目（CIP）数据

精编护理学临床实践 / 杨真真等主编. —上海：上海科学普及出版社，2022.12

ISBN 978-7-5427-8358-5

Ⅰ.①精… Ⅱ.①杨… Ⅲ.①护理学 Ⅳ.①R47

中国版本图书馆CIP数据核字（2022）第243636号

统　　筹　张善涛

责任编辑　陈星星

整体设计　宗　宁

精编护理学临床实践

主编　杨真真　孙倩倩　郭　英　林瑞香

李　鑫　毕建静　李　金

上海科学普及出版社出版发行

（上海中山北路832号　邮政编码200070）

http://www.pspsh.com

各地新华书店经销　　山东麦德森文化传媒有限公司印刷

开本　710×1000　1/16　印张 12.25　插页 2　字数 220 000

2022年12月第1版　　2022年12月第1次印刷

ISBN 978-7-5427-8358-5　定价：128.00元

本书如有缺页、错装或坏损等严重质量问题

请向工厂联系调换

联系电话：0531-82601513

编委会

主　编

杨真真（枣庄市中医医院）

孙倩倩（山东省青岛市城阳区人民医院）

郭　英（临清市人民医院）

林瑞香（菏泽巨野县北城医院）

李　鑫（乐陵市中医院）

毕建静（中国人民武装警察部队烟台特勤疗养中心）

李　金（成武县人民医院）

副主编

蔡红梅（山东省淄博市桓台县中医院）

刘玉芳（滨州市人民医院）

史永进（乳山市人民医院）

张继聪（青岛优抚医院）

普　伟（云南省精神病医院）

王玉杰（河北省中医院）

王海英（山东省邹平市明集中心卫生院）

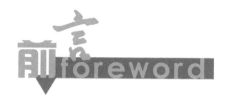

前言 foreword

　　护理学作为一门综合性学科,遵循生物—心理—社会医学模式,注重患者服务的整体性,在制订预防疾病和促进健康的计划时,强调同时兼顾患者的身体与心理健康。随着当今现代医学的不断发展与循证医学的不断渗透,护理学不断融入新的医学理念,循证护理的概念逐渐形成。循证护理是护理人员在计划护理活动过程中,审慎地、明确地、明智地将科研结论与临床经验、患者愿望相结合,获取证据作为临床护理决策依据的过程,是循证医学与循证保健必不可少的环节。为了建设更加完善的医学护理体系,培养更多的医学护理人才,我们邀请多位护理领域的专家,编写了《精编护理学临床实践》。

　　本书共七章。首先对医学模式及循证护理进行介绍;随后对于临床常见疾病的护理作出了较为详细的阐述,包括眼科、神经科、心内科、骨科、妇产科等科室疾病的护理内容,重点介绍疾病的护理评估、常见护理问题、护理措施和健康指导,同时也包含了疾病的病因、发病机制、临床表现、诊断和治疗。本书内容丰富,涉及面广,始终遵循循证护理的原则,包含常见疾病的护理知识和专业的实践技能指导,具有科学性、权威性、全面性和强指导性的特点。希望可以为从事护理及相关医学事业的工作者提供重要参考,为培养更多的医学护理人才做出突出贡献。

　　当前我们对于护理学的研究仍处于广泛深入的阶段,理论知识也处于不断更新当中。由于本书编者较多,编写风格不尽相同,加之学识水平及自身经验有限,书中存在的疏漏或不当之处,希望各位读者不吝指正。

《精编护理学临床实践》编委会

2022 年 9 月

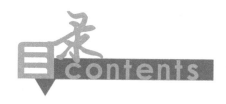

第一章 绪 论

第一节 医学模式的转变

一、医学模式的概念

医学模式是人们对医学（同人的健康有关的科学）的总的看法和观点，是指用什么观点和方法来研究和处理健康和疾病问题，是人们宇宙观、世界观在医学领域的应用和反映。医学模式说明了医学科学的指导思想、理论框架，决定着人们对生命、生理、病理、预防、治疗等问题的基本观点，指导人们的医学实践活动。医学模式也可称为"医学观"。

医学模式不是人们主观臆定的，也不是少数学者头脑中的产物，而是人们在防病治病的实践中逐渐形成而由学者们提炼、概括出来的。因此，医学模式对医学的实际状况起着形象化、符号化和理想化的认识功能，是通过理想的形式近似地反映客观事物及其内在联系的一种形式。医学模式是客观医学状况的反映，具有客观性这一特征。

既然医学模式是医学状况的客观反映，医学模式的形成和转变自然离不开医学科学的发展。随着人们对自然界和人类自身的了解和认识的不断加深，医学模式也会发生相应的转变。因此，医学模式是人们在一定的历史条件下对疾病和健康各种具体认识的抽象和概括，具有历史性和时代性的特征。一定历史条件下形成的医学模式，标志着人们对疾病、健康认识的水平和发展阶段，反映人们对自身认识的进程。从这个意义上讲，医学模式从来都不是固定不变的，医学模式的更替，是人们对生命、健康、疾病认识不断前进的必然结果。

医务工作者在从事医疗护理实践中，常常自觉不自觉地遵循一定的医学模式,这是一种认识和处理健康与疾病问题的思维习惯。这种习惯一方面是从老师那里学来的,另一方面也是由个人在医疗护理实践中体会产生的,久而久之,便成了一种相对固定的模式。如果医务工作者不了解医学模式的特点,不愿意随着医学模式的发展和转变来改变自己的思维习惯是很不明智的。

研究医学模式可以帮助医疗卫生人员更好地把握医学的时代特征,从整体上认识医学发展的来龙去脉,了解和预见医学的未来,促进医学理论体系的发展和建设。特别是对于正在形成和发展的护理专业来说,研究医学模式有助于确定更为理想的护理工作模式,完善和发展护理理论,把握时代对护理工作的要求。

二、整体医学模式

差不多在同一个时代,西方诞生了著名的"医学之父"希波克拉底。他的主要观点包括以下几项。

(1)唯物主义辩证观点:虽然当时医学主要由宗教控制,但希波克拉底已经提出某些不同的看法。他有朴素的整体观。他反对轻视或依赖理论,认为应该"把哲学运用于医学,把医学运用于哲学"。

(2)四体液学说:他认为生物体的生命决定于4种体液,即血、黏液(痰)、黄胆和黑胆;4种性质:热、冷、干、湿的各种不同配合是这4种体液的基础。每种体液又与生物体的一定型的"气质"相适应。

(3)医师必须精通医术和技术操作:注重观察实际,重视患者及其外在环境和生活条件。

(4)医师必须了解当地的气候、土壤、水及居民的生活方式,并对该城市中的生活条件进行研究后,才能做好人群的预防工作。

(5)强调医师的品行和道德。在大致相同的历史时期,希波克拉底和《黄帝内经》的学者们在世界的东西方,不约而同地借助古代朴素的唯物论和辩证法,对各自的医学理论和实践经验,从整体角度上进行了总结和阐发,形成了大致相同的以整体观点为特点的医学模式。

三、生物医学模式

近代医学时期,占据绝对统治地位的医学模式就是生物医学模式。生物医学渗透到医学的各个角落,支配着医学实践的一切活动。基础医学、临床医学、预防医学、护理学、药物学等都遵循着生物医学模式进行学术研究、医疗护理实践和预防保健工作的。

（一）生物医学模式的产生和特点

17 世纪以前，无论是古典的中国医学和希腊医学，都缺乏实证基础。1628年，英国的哈维（Harvey）建立了血液循环学说，揭开了近代医学的序幕。在其后的两百多年中，随着社会的进步和科学的发展，人们逐渐认识到生物因素和疾病的关系，特别是细菌学（包括后来形成的微生物学）、病理解剖学等学科的发展，加深了对疾病的理解和认识，使医学从神学转到生物科学的基础上来，从唯心主义转到了唯物主义的基础上来，逐渐形成了以生物科学来解释健康和疾病这一模式，也称为"生物医学模式"。可以说，生物医学模式的出现是医学发展过程中的必然阶段，也是人们对自然界和人类自身认识不断加深的结果。生物医学模式的产生，极大地促进了医学科学的发展，为人类的健康和疾病的预防做出了巨大的贡献。

（二）生物医学模式的基本特征

（1）生物医学模式的基础是生物学。目前生物学已经从细胞生物学发展到了分子生物学的阶段，也就是说从分子水平来研究疾病的变化和发展。

（2）生物医学模式认为人体的各种不适、疼痛等一切疾病都可以从躯体上找到相应的变化的依据。这种模式认为任何疾病都可以用偏离正常的、可测量的生物学（躯体）变量来说明，并根据躯体（生物、生理）过程的紊乱来解释行为的障碍。因此，生物医学模式认为生理正常，找不到生物学上异常根据的疾病是不存在的。

（3）生物医学模式认为社会和心理因素对于人体的健康是无关紧要的，把身与心视为互不相干的各自独立的部分。

（4）生物医学模式的方法论基础是还原论。认为一切疾病都可以还原为人体生物学的变量，而人体的生理、生化过程也可以还原为物理的与化学的客观过程。单纯用物理、化学改变来说明人体的疾病。

（三）生物医学模式的局限性

尽管生物医学模式对于医学的发展和人类的健康有过不可磨灭的巨大贡献，并且仍将继续做出贡献，但它不可避免地具有一定的局限性。

任何一种医学模式都是人们在一定历史条件下对疾病和健康的总的认识，这种认识会随着社会的进步、科学的发展而不断变化加深。在医学科学发展到今天这个时期，生物医学模式已不能适应人们对健康和疾病认识的新的要求。生物医学模式的局限性也日益被人们发现和认识。

（1）生物医学模式排除了社会和心理因素对健康和疾病的影响。单纯强调生物致病因素和药物、手术治疗的作用,因此无法解释相同疾病和治疗手段会产生不同效果这一现象。

（2）生物医学模式强调疾病的生物学异常变量,否认有找不到异常变量的疾病存在。用这种模式无法诊断、治疗、护理和预防各种精神性、心因性和功能性疾病。而在现代化工业发达的社会中,这一类患者正在逐渐增多,生物医学模式则无法适应这一要求。

（3）由于生物医学模式常采用分解还原的方法研究机体的功能和疾病的变化,把自然界的事物和过程孤立起来,用静止不变的观点考察人体,把人体看成一架精密的"机器",或是各个器官的组合。这种形而上学的认识方式,妨碍了对实际过程众多因素综合变化的全面认识,忽略了内因和外因相互作用的重要因素,不能辩证地看待内因和外因、局部和整体、平衡和运动等。

（4）生物医学模式只从生物学的角度和还原方法分析和研究人,忽视人有社会属性这一重要事实,对人的心理、精神、社会等因素不太关心,这就导致了医患、护患关系的疏远,关心患者、了解患者、尊重患者权利等伦理观念也淡漠了。

由于存在以上种种局限性,迫使人类在谋求自身健康的努力中,寻求更为理想和科学的医学模式。

四、生物-心理-社会医学模式

(一)产生的背景与条件

关于心理、社会因素对健康和疾病的影响,古代的东西方医学都曾有过广泛的讨论,特别是传统的中医学,一直认为人是一个整体,十分重视人的心理、情绪以及周围环境(包括自然的和社会的)对健康的影响。而西方医学是从神学统治下解放出来并开始走上实验的现代医学发展道路的,它忽略和排除了心理、社会因素。

20世纪30年代以来,精神病学和心理学有了迅速的发展,人们越来越感到人类的健康和疾病,摆脱不开心理和社会因素的影响。美国罗切斯特大学医学院精神病学教授恩格尔在1977年首次提出了"生物-心理-社会模型",即生物-心理-社会医学模式。

生物-心理-社会医学模式的形成背景和主要条件是:①生物-心理-社会医学模式是在生物医学得到充分发展的条件下出现的;②医学心理学、社会医学的成就为新的医学模式形成准备了重要条件。许多精神病学家和心理学家都就健康与疾病、社会关系、疾病与心理等方面做了大量研究,使得生物单一因素致病的观点难以坚持下去;③系统论的诞生为新模式提供了方法论的基础。系统论认为人是一个开放系统,人体同环境(自然的和社会的)、人体各系统之间都存在信息、物质和能量的交换,是相互作用和相互影响的。恩格尔特别强调系统论在新模式中的重要作用。

生物-心理-社会医学模式的产生,为人们提供了认识健康和疾病的新的角度和新的观念。恩格尔特别指出,生物-心理-社会医学模式不是对生物医学模式的全盘否定,而是一种扩展和补充,是把"这种框架推广到包括以前被忽视的领域"。也就是说在研究健康和疾病时,除了考虑生物因素之外,还要同时注意心理与社会的因素。

生物-心理-社会医学模式是人类对健康和疾病认识的重大进步和飞跃,是医学科学发展的新的里程碑。有人认为:"新的医学模式的产生不是偶然的,而是在心身医学、临床心理学、行为医学、社会科学等有关边缘学科基础上建立起来的。"

(二)生物-心理-社会医学模式的特点

(1)生物-心理-社会医学模式的基本出发点是把研究对象和服务对象看作既是生物学的人,又是社会的人,强调人是一个整体。因此认为人的心理、社会因素会影响人的健康。生物-心理-社会医学模式强调要研究疾病不能离开整体的有主观意识的患者,不能不研究患者。

(2)生物-心理-社会医学模式对健康与疾病持有特殊的观点,即把生物因素、社会因素、心理因素综合起来考虑,以确认一个人是否健康。世界卫生组织对健康的定义,表达了生物-心理-社会医学模式对健康的认识。

(3)在诊断思想上,生物-心理-社会医学模式不是单纯依据生物学变量,而是要求用科学上合理的方法既作必要的理化或某些特殊检查,又要研究患者的行为、心理和社会情况。

(4)在治疗观上,新的模式重视患者的主观能动作用,特别是在护理工作上,重视患者的社会心理因素的调整,促使患者康复。

(5)在方法论上,生物-心理-社会医学模式是以系统论为基础的,重视各系统之间、各系统内部的相互作用和影响,重视局部和整体、内因和外因、静止和运动等的统一和协调,使医学科学更加符合辩证唯物主义。

(6)生物-心理-社会医学模式重视医护人员同患者的关系,尊重患者的权利,尊重文化传统、价值观念等影响其健康的因素,关心患者的心理、社会状态,不再认为患者仅是"各个组织器官的组合体"。从这个角度出发,新模式更重视护理工作的重要意义以及护士在调动患者内因促进机体康复方面所发挥的重要作用。

第二节 护理学新概念

一、基本概念的转变

护理学是医学的重要组成部分,医学模式直接影响着护理学的指导思想、工作性质、任务以及学科发展的方向。生物-心理-社会医学模式的出现,毫无疑问地对护理专业(从理论和实践各个方面)产生了巨大的影响,其中首先表现在一些基本概念的转变上。

(一)关于人的概念

新的医学模式对人的认识直接影响了现代护理学中有关人的概念。由于护理学研究和服务的对象是人,对人的认识是护理理论和实践等的核心和基础,它影响了整个护理概念的发展,并决定了护理工作的任务和性质。许多护理理论家都对人有过不同的论述,概括起来有以下一些共同点。

1.人是有生物的和社会的双重属性的一个整体

人是有生物和社会双重属性的一个整体,而不是各个器官单纯的集合体。人这个整体包含了生理、心理、精神、社会等各个方面。任何一个方面的疾病、不适和功能障碍都会对整体造成影响。生理的疾病会影响人的功能和情绪,心理的压力和精神抑郁又会导致或加重生理的不适而致病。从这个概念出发,就没有单纯的疾病护理,而是对患病的人的护理。

2.人是一个开放的系统

人既受环境的影响又可以影响环境——适应环境和改造环境。人作为自然系统中的一个次系统,是一个开放系统,与周围环境不断地进行着物质、信息和能量的交换。人的基本目标是保持机体的平衡,包括机体内部各次系统间以及机体与环境间(自然环境和社会环境)的平衡。人必须不断调节自身的内环境,以适应外环境的变化,应对应激,避免受伤。强调人是一个整体的开放的系统,是要让护士重视调节服务对象的机体内环境,使之适应周围环境,同时也要创造一个良好的外环境,以利于人的健康。

3.人对自身的健康负有重要的责任

生物-心理-社会医学模式强调人是一个整体,强调人的心理、社会状态对人的健康的影响。因此,人不是被动地等待治疗和护理,而对自身的良好的健康状态有所追求,并有责任维持健康和促进健康,在患病后努力恢复健康。充分调动人的这一内在的主观能动性,对预防疾病促进康复是十分重要的。这个概念对护理工作提出了新的要求,患者不仅仅需要照顾,更需要指导和教育,以便最大限度地进行自我护理。

(二)关于健康的概念

世界卫生组织(WHO)关于健康的概念,指出:"所谓健康就是在身体上、精神上、社会适应上完全处于良好的状态,而不是单纯地指疾病或病弱。"也就是说,它不仅涉及人的心理,而且涉及社会道德方面的问题,生理健康、心理健康、道德健康三方面构成健康的整体概念。这标志着以健康和疾病为研究中心的医学科学进入了一个崭新的发展时期。对健康的概念一直是医学模式的焦点。在新的医学模式下,护理学对健康的概念主要包含了以下一些基本思想。

(1)健康是动态的过程,没有绝对静止的健康状态。健康和疾病也没有绝对的分界线,而是一个连续的过程。护理工作要参与健康全过程的护理,包括从维持健康的最佳状态直到让患病的濒死的人平静、安宁地死去。

(2)健康是指个人机体内各个系统内部、系统之间以及机体和外部环境之间的和谐与平衡。最良好的平衡与和谐就是最佳的健康状态。包括所有生理、心理、精神、社会方面的平衡与协调。

(3)健康是有不同水平的。没有绝对的唯一的"健康"标准。对某些没有生理疾病的人,但心情抑郁、精神不振、对周围的事情麻木不仁,可认为是很不健康的。而某些已经患了较严重的生理疾病的人,心胸开朗、精神乐观,在其可能范围内最大限度地发挥机体的潜能,可以认为在这种情况下,这些患者是比较健康的。

(4)健康的概念是受社会和文化观念影响的。不同的人会对自己的健康有不同定义。观念转变会影响人对健康的理解。护理工作可以通过宣传教育,改变人们对健康的理解。

(三)关于环境的概念

生物-心理-社会医学模式重视人与环境的相互影响。不仅是自然环境,同样包括社会环境。现代护理学对环境有以下认识。

1.人与环境是紧密联系的

人的环境分为内环境——人的生理、心理活动,外环境——自然环境和社会环境。自然环境包括人生存的自然空间、水、空气、食物等。社会环境则是指经济条件、劳动条件、卫生和居住条件、生活方式、人际关系、社会安全、健康保健条件等。

2.环境影响人的健康

良好的环境可以促进人的健康,而不良的环境则可能对人的健康造成危害。护理人员有责任帮助自己的服务对象正确认识个体所处的环境,并且尽可能地利用良好的环境,改造不良环境,以利健康。

3.人体应与环境协调和统一

环境是动态的、变化的,人体必须不断地调整机体内环境,使其适应周围环境的变化。如果人体不能很好地与环境相适应和协调,机体的功能就会发生紊乱,以致引起疾病。

4.环境是可以被人改造的

新模式认为人与环境这一对矛盾中,人不完全是被动的。人可以通过自身的力量来创造和改变某一环境。护士的任务则是为患者创造一个有利于康复的环境。

(四)关于护理的概念

对护理的定义,反映了一个人、一个团体和一个社会对护理的认识。这种认识随着医学模式的转变以及社会所赋予护理的任务而不断变化。自从南丁格尔创立护理工作以来,世界范围内有各种各样有关护理的定义,从不同的侧面阐述了对护理及护理学的认识。现代护理学对护理的概念大致包含以下内容。

(1)护理是一个帮助人、为人的健康服务的专业。护理的任务是促进健康,预防疾病,帮助患者康复,协助濒死的人平静地、安宁地死去。这些都是在满足人们不同的健康需求。

(2)护理的服务对象是整体的人,包括已经患病的和尚未患病的人,因此护理工作不仅仅限于医院。

(3)护理学是一门综合自然科学和社会科学知识的科学,是一门独立的应用性学科。护理工作研究和服务的对象是具有自然和社会双重属性的人,不仅要有自然科学(如数学、物理、化学、生物医学等)方面的知识,也要了解社会科学(如心理学、美学、伦理学、行为学、宗教信仰等)方面的知识,才能很好地了解自己的服务对象并为其提供恰当的、优质的服务。

（4）护理既是一门科学，又是一门艺术。护理的科学性表现在护理工作是以科学为指导的。如各种护理操作、消毒无菌的概念。药物的浓度、剂量和使用方法、各种疾病的处理原则等都必须严格遵循客观规律，不可以有丝毫的"创造"和盲干，这是人命关天的大事。而护理又是一门艺术，它不仅表现在护士优雅的举止、整洁的仪表和轻盈的动作能给人以舒适的美感，更主要的是表现在每个患者的情况是千差万别的，护士必须综合地、创造性地应用所掌握的知识，针对每个患者的具体情况提供不同的护理，特别是对不同年龄、不同文化背景、不同心理状态的人，使他们都恢复到各自的最佳状态，这本身就是一项非常精美的艺术。

（5）护理学是一门正在逐渐完善和发展的专业。现代护理学的发展产生了护理学独特的理论，并且综合和借鉴了相关专业的知识和理论，正在形成护理学独立的知识体系和研究方向。护理学的研究重点和工作重心已经同传统模式下的护理有了很大的不同，但是作为一门专业，目前还不十分完善。护理学的不断发展，将有助于整个医疗保健事业的发展。我们相信，在新的模式下，护理学将会有更快的发展。

二、护理工作内容和护士角色的扩展

医学模式的转变带来了护理模式、护理工作内容以及护士角色的重大的变化，同以往相比，护理工作内容和护士角色都较传统模式下有了相当大的扩展。

（一）护理模式的变化

在生物医学模式下，是以疾病为中心的护理模式。协助医师诊断和治疗疾病、执行医嘱是护理工作的主要内容。无论护理教育还是临床护理，强调的都只是对不同疾病的护理。在这种模式下，护理没有自己的理论体系，医疗的理论基本就是护理的理论。在护理教育上，教材基本上是医疗专业的压缩本，教师多数是临床医师。在以疾病为中心的模式下，护理工作强调的是疾病的护理常规，而不太考虑作为患病的人是什么样的人。护理操作技术是护士独特的本领。因此，在这一模式下，护理仅是一门技术，而不可能成为专业。护理工作也只能是医疗工作的附属，而没有自己独特的研究领域。

生物-心理-社会医学模式的出现，使护理模式由以疾病为中心转向以整体的人的健康为中心，强调了疾病是发生在人体上的。由于对人、健康、环境、护理等概念的转变，提出了整体护理的思想。

整体护理的思想包括以下几项。

(1)疾病与患者是一个整体。

(2)生物学的人和心理、社会学的人是一个整体。

(3)患者和社会是一个整体。

(4)患者和生物圈是一个整体。

(5)患者从入院到出院是一个连贯的整体。

这一新的模式的形成,改变了护士的工作重点和工作内容,也改变了护理教育的课程设置结构,以及护理管理的重点。除了完成医嘱指定任务之外,护理注重人的心理、社会状态,注重调动患者的内因来战胜疾病。

生物-心理-社会医学模式不仅改变了护理以疾病为中心的模式,建立了以患者为中心的模式,还促使护理模式向更新的阶段——以人的健康为中心的模式发展。在这种模式下,护士的服务对象不仅仅是已经患病的人(不论是住在医院的还是回到家中的),而是所有的人,包括尚未患病的人。世界上一些发达国家的护理工作正由医院内扩展到社区,我国的护理工作正在朝着这个方向努力前进。

(二)护理工作内容的变化

在旧的模式下,护士工作的重点是执行医嘱、协助医师诊治疾病和进行各项技术操作,帮助患者料理生活和促进其康复。护理工作的主要场所是诊所和医院。

在新的模式下,护士的工作除了执行医嘱、协助医师诊治疾病以外,扩大了对患者心理、社会状况的了解,进行心理和精神的护理;健康宣教和指导,使患者尽快恢复健康,减少并发症,最大限度地发挥机体的潜能;教育人们改变不良的生活习惯,主动调节个人的情绪等来预防疾病;及时针对患者的情况与医师和家属进行沟通等。

护士工作任务的扩大还导致了护士工作场所的扩大。由于对健康和疾病是连续和动态过程的理解,对环境的重视使护理工作从医院扩展到社区,从对患急性疾病的人的护理扩大到对患慢性病和老年患者的护理,从对患病人的护理扩大到对尚未患病人的护理;从对个体的护理扩大到对群体的护理。这些任务的扩展为护理工作提供了更为广阔的天地和研究领域,也使护理工作在医疗卫生保健队伍中发挥越来越大的作用。

(三)护士角色的变化

由于护理模式和护理工作任务的变化,护士的角色也由原来传统模式中单纯是照顾者扩大到多重角色。在现代护理学中,护理工作要求护士除了是照顾者(照顾生病的人)之外,还是教育指导者(对患病的人和尚未患病的人)、沟通交流者(医师和患者之间、患者和家属之间、患者和社区保健机构之间、其他辅助人员和患者之间)、组织管理者(病房、诊断、社区)和研究者。

三、现代护理学的研究范围

护理工作任务和功能的转变,向护理学的研究范围提出了新的要求。就致力于人类健康这一总目标来说,护理学作为医学科学的组成部分,仍然是始终如一的。一百多年来,护理学在各种疾病的护理和常规护理方面积累了相当丰富的经验,形成了较为完整的内容体系。但在生物-心理-社会医学模式下,护理内容和任务日益扩展。把护理学的研究范围仅限于疾病护理(虽然目前我国在这方面的研究仍不够),显然是不能满足科学发展要求的。为适应新的情况,现代护理学的研究范围应包括以下方面。

(1)各种疾病的护理技术和要求:探索新技术应用对护理所提出的新课题,如现代社会常见疾病:心理精神方面疾病、免疫及器官移植、老年病、慢性病、长期依赖药物或某些人工装置存活(如心脏起搏器、瓣膜置换)等患者的护理中的问题。

(2)精神和心理的护理:如患者心理变化的规律、心理平衡的训练与建立,患者心理状态同疾病愈后的关系,护士(医师)行为对患者心理环境的影响,特殊心理护理措施与方法等方面的研究。

(3)社会护理:如社会环境对健康的影响;社会保健体系的构成和建立;家庭护理的体制;健康人成为患者(角色改变后)使社会关系发生变化;建立公众健康指导对预防疾病或慢性患者康复的作用等。

(4)护理管理中的科学化、知识化以及与其他专业人员的协调配合等问题的研究。

(5)人们的健康概念,寻求健康的行为和方式以及在此过程中可能存在的问题。

(6)护理教育方面知识结构、能力要求,在职人员教育等方面问题。

(7)健康宣教方面的问题:对不同年龄、不同健康状态(智力和精神)的人的教育策略和手段等方面的研究。

(8)高科技发展对护理的要求:如器官移植、影像技术和遗传技术的应用、航天等环境中有关人的健康的护理问题等。

由于医学科学以及心理学、行为科学、社会学的巨大进步，特别是医学模式的转变，为各种护理行为提供了理论支持。护理学发展到今天，已经或正在形成护理学本身的学说和观点。护理学已经发展成为既包括护理理论又包括实现这些理论的各种手段（技术）的一门科学。护理学已经逐渐形成一门独立的专业。虽然作为一门科学和专业，特别是在我国，还需要进一步丰富、完善、补充和发展。护理学所面临的研究课题虽然很多，但是树立护理是一门科学、一个专业，而不仅是一个职业这一观点，必将有利于推动我国护理学的发展，有利于提高护理工作的社会地位，有利于人民的健康保障。

第二章 基础护理操作技术

第一节 休息与睡眠护理

休息与睡眠是人类最基本的生理需要。良好的休息和睡眠如同充分的营养和适度的运动一样，对保持和促进健康起着重要作用。作为护士，必须了解睡眠的分期、影响睡眠的因素及患者的睡眠习惯，切实解决患者的睡眠问题，帮助患者达到可能的最佳睡眠状态。

一、休息

休息是指在一段时间内，通过相对地减少机体活动，使身心放松，处于一种没有紧张和焦虑的松弛状态。休息包括身体和心理两方面的放松，通过休息可以减轻疲劳和缓解精神紧张。

（一）休息的意义和方式

1.休息的意义

对健康人来说，充足的休息是维持机体身心健康的必要条件；对患者来说，充足的休息是促进疾病康复的重要措施。休息对维护健康具有重要的意义，具体表现为：①休息可以减轻或消除疲劳，缓解精神紧张和压力；②休息可以维持机体生理调节的规律性；③休息可以促进机体正常的生长发育；④休息可以减少能量的消耗；⑤休息可以促进蛋白质的合成及组织修复。

2.休息的方式

休息的方式是因人而异的，取决于个体的年龄、健康状况、工作性质和生活方式等因素。对不同的人而言，休息有着不同的含义。例如，对从事脑力劳动的人而言，他的休息方式可以是散步、打球、游泳等；而对于从事这些活动的运动员来讲,他的休息反而是读书、看报、听音乐。无论采取何种方式,只要达到缓解疲劳、减轻压力、促进身心舒适和精力恢复的目的,就是有效的休息。在休息的各种形式中,睡眠是最常见也是最重要的一种。

(二)休息的条件

要想得到充足的休息,应满足以下三个条件,即充足的睡眠、生理上的舒适和心理上的放松。

1.充足的睡眠

休息的最基本的先决条件是充足的睡眠。充足的睡眠可以促进个体精力和体力的恢复。虽然每个人所需要的睡眠时间有较大的区别,但都有最低限度的睡眠时数,满足了一定的睡眠时数,才能得到充足的休息。护理人员要尽量使患者有足够的睡眠时间和建立良好的睡眠习惯。

2.生理上的舒适

生理上的舒适也就是身体放松,是保证有效休息的前提。因此,在休息之前必须将患者身体上的不适降至最低程度。护理人员应为患者提供各种舒适服务,包括祛除或控制疼痛、提供舒适的体位或姿势、协助患者搞好个人卫生、保持适宜的温湿度、调节睡眠时所需要的光线等。

3.心理上的放松

要得到良好的休息,必须有效地控制和减少紧张和焦虑,心理上才能得到放松。患者由于生病、住院时个体无法满足社会上、职业上或个人角色在义务上的需要,加之住院时对医院环境及医务人员感到陌生,对自身疾病的担忧等,患者常常会出现紧张和焦虑。因此,护理人员应耐心与患者沟通,恰当地运用其知识和技能,提供及时、准确的服务,尽量满足患者的各种需要,才能帮助患者减少紧张和焦虑。

二、睡眠

睡眠是各种休息中最自然、最重要的方式。人的一生中有 1/3 的时间要用在睡眠上。任何人都需要睡眠,通过睡眠可以使人的精力和体力得到恢复,可以保持良好的觉醒状态,这样人才能精力充沛地从事劳动或其他活动。睡眠对于维持人的健康,尤其是促进疾病的康复具有重要的意义。

(一)睡眠的定义

现代医学界普遍认为睡眠是一种主动过程,是一种知觉的特殊状态。睡眠时,人脑并没有停止工作,只是换了模式,虽然对周围环境的反应能力降低,但并未完全消失。通过睡眠,人的精力和体力得到恢复,睡眠后可保持良好的觉醒状态。

由此,可将睡眠定义为周期性发生的持续一定时间的知觉的特殊状态,具有不同的时相,睡眠时可相对地不做出反应。

(二)睡眠原理

睡眠是与较长时间的觉醒交替循环的生理过程。目前认为,睡眠由睡眠中枢控制。睡眠中枢位于脑干尾端,它向上传导冲动,作用于大脑皮质(也称上行抑制系统),与控制觉醒状态的脑干网状结构上行激动系统的作用相拮抗,引起睡眠和脑电波同步化,从而调节睡眠与觉醒的相互转化。

(三)睡眠分期

通过脑电图(EEG)测量大脑皮质的电活动,眼电图(EOG)测量眼睛的运动,肌电图(EMG)测量肌肉的状况,发现睡眠的不同阶段脑、眼睛、肌肉的活动处于不同的水平。正常的睡眠周期可分为两个相互交替的不同时相状态,即慢波睡眠和快波睡眠。成人进入睡眠后,首先是慢波睡眠,持续 80～120 分钟后转入快波睡眠,维持 20～30 分钟后又转入慢波睡眠。整个睡眠过程中有四或五次交替,越近睡眠的后期,快波睡眠持续时间越长。两种睡眠时相状态均可直接转为觉醒状态,但在觉醒状态下,一般只能进入慢波睡眠,而不能进入快波睡眠。

1.慢波睡眠(slow wave sleep,SWS)

脑电波呈现同步化慢波时相,伴有慢眼球运动,肌肉松弛但仍有一定张力,亦称正相睡眠(orthodox sleep,OS)或非快速眼球运动睡眠(non-rapid eye movement sleep,NREM sleep)。在这段睡眠期间,大脑的活动下降到最低,使得人体能够得到完全的舒缓。此阶段又可分为四期。

(1)第Ⅰ期:入睡期。是所有睡眠时相中睡得最浅的一期,常被认为是清醒与睡眠的过渡阶段,仅维持几分钟,很容易被唤醒。此期眼球有着缓慢的运动,生理活动开始减少,同时生命体征和新陈代谢逐渐减缓,在此阶段的人们仍然认为自己是清醒的。

(2)第Ⅱ期:浅睡期。此阶段的人们已经进入无意识阶段,不过仍可听到声音,仍然容易被唤醒。此期持续 10～20 分钟,眼球不再运动,机体功能继续变慢,肌肉逐渐放松,脑电图偶尔会产生较快的宽大的梭状波。

(3)第Ⅲ期:中度睡眠期。持续 15～30 分钟。此期肌肉完全放松,心搏缓慢,血压下降,但仍保持正常,难以唤醒并且身体很少移动,脑电图显示梭状波与

δ波(大而低频的慢波)交替出现。

(4)第Ⅳ期:深度睡眠期。持续 15～30 分钟。全身松弛,无任何活动,极难唤醒,生命体征比觉醒时明显下降,体内生长激素大量分泌,人体组织愈合加快,遗尿和梦游可能发生,脑电波为慢而高的 δ 波。

2.快波睡眠(fast wave sleep,FWS)

快波睡眠亦称异相睡眠(paradoxical sleep,PS)或快速眼球运动睡眠(rapid eye movement sleep,REM sleep)。此期的睡眠特点是眼球转动很快,脑电波活跃,与觉醒时很难区分。其表现与慢波睡眠相比,是各种感觉功能进一步减退,唤醒阈值提高,极难唤醒,同时骨骼肌张力消失,肌肉几乎完全松弛。此外,这一阶段还会有间断的阵发性表现,如眼球快速运动、部分躯体抽动,同时有心排血量增加、血压上升、心率加快、呼吸加快而不规则等交感神经兴奋的表现。多数在醒来后能够回忆的生动、逼真的梦境都是在此期发生的。

睡眠中的一些时相对人体具有特殊的意义。如在 NREM 第Ⅳ期的睡眠中,机体会释放大量的生长激素来修复和更新上皮细胞和某些特殊细胞,如脑细胞,故慢波睡眠有利于促进生长和体力的恢复。而 REM 睡眠则对于学习记忆和精力恢复似乎很重要。因为在快波睡眠中,脑耗氧量增加,脑血流量增多,且脑内蛋白质合成加快,有利于建立新的突触联系,可加快幼儿神经系统成熟。同时快波睡眠对保持精神和情绪上的平衡最为重要。因为这一时期的梦境都是生动的、充满感情色彩的,此梦境可减轻、缓解精神压力,使人将忧虑的事情从记忆中消除。

(四)睡眠周期

对大多数成人而言,睡眠是每 24 小时循环一次的周期性程序。一旦入睡,成人平均每晚经历 4～6 个完整的睡眠周期,每个睡眠周期由不同的睡眠时相构成,分别是 NREM 睡眠的四个时相和 REM 睡眠,持续 60～120 分钟不等,平均为 90 分钟。睡眠周期各时相按一定的顺序重复出现。这一模式总是从 NREM 第Ⅰ期开始,依次经过第Ⅱ期、第Ⅲ期、第Ⅳ期之后,返回 NREM 的第Ⅲ期然后到第Ⅱ期,再进入 REM 期,当 REM 期完成后,再回到 NREM 的第Ⅱ期(图 2-1),如此周而复始。在睡眠时相周期的任一阶段醒而复睡时,都需要从头开始依次经过各期。

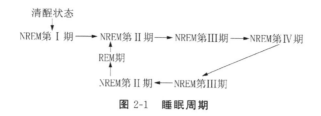

图 2-1　睡眠周期

在睡眠周期中,每一时相所占的时间比例随睡眠的进行而有所改变。一般刚入睡时,个体进入睡眠周期约 90 分钟后才进入 REM 睡眠,随睡眠周期的进展,NREM 第Ⅲ、Ⅳ期时相缩短,REM 阶段时间延长。在最后一个睡眠周期中,REM 睡眠可达到 60 分钟。因此,大部分 NREM 睡眠发生在上半夜,REM 睡眠则多在下半夜。

(五)影响睡眠的因素

1.生理因素

(1)年龄:通常人睡眠的需要量与其年龄成反比,但有个体差异。新生儿期每天睡眠时间最长,可达 16～20 小时,成人7～8 小时。

(2)疲劳:适度的疲劳有助于入睡,但过度的精力耗竭反而会使入睡发生困难。

(3)昼夜节律:"睡眠-觉醒"周期具有生物钟式的节律性,如果长时间频繁地夜间工作或航空时差,就会造成该节律失调,从而影响入睡及睡眠质量。

(4)内分泌变化:妇女月经前期和月经期常出现嗜睡现象,绝经期妇女常失眠,与内分泌变化有关。

(5)寝前习惯:睡前的一些行为习惯,如看报纸杂志、听音乐、喝牛奶、洗热水澡或泡脚等,当这些习惯突然改变或被阻碍进行时,可能使睡眠发生障碍。

(6)食物因素:含有较多 L-色氨酸的食物,如肉类、乳制品和豆类都能促进入睡,缩短入睡时间,是天然的催眠剂;少量饮酒能促进放松和睡眠,但大量饮酒会干扰睡眠,使睡眠变浅;含有咖啡因的浓茶、咖啡及可乐饮用后使人兴奋,即使入睡也容易中途醒来,且总睡眠时间缩短。

2.病理因素

(1)疾病影响:几乎所有疾病都会影响睡眠。例如,各种原因引起的疼痛未能及时缓解时严重影响睡眠,精神分裂症、强迫性神经症等患者常处于过度觉醒状态。生病的人需要更多时间的睡眠来促进机体康复,却往往因为多种症状困扰或特殊的治疗限制而无法获得正常的睡眠。

（2）身体不适：身体的舒适是获得休息与安睡的先决条件，饥饿、腹胀、呼吸困难、憋闷、身体不洁、皮肤瘙痒、体位不适等都是常见的影响睡眠的原因。

3.环境因素

睡眠环境影响睡眠状况，适宜的温湿度、安静、整洁、舒适、空气清新的环境常可增进睡眠，反之则会对睡眠产生干扰。

4.心理因素

焦虑不安、强烈的情绪反应（如恐惧、悲哀、激动、喜悦）、家庭或人际关系紧张等常常影响患者的睡眠。

5.其他

食物摄入多少、体育锻炼情况、某些药物等也会影响睡眠形态。

（六）促进睡眠的护理措施

1.增进舒适

人们在感觉舒适和放松时才能入睡。为了使患者放松，对于一些遭受病痛折磨的患者采用有效镇痛的方法；做好就寝前的晚间护理，如协助患者洗漱、排便；帮助患者处于正确的睡眠姿势，妥善安置身体各部位的导管、引流管，以及牵引、固定等特殊治疗措施。

2.环境控制

人们睡眠时需要的环境条件包括适宜的室温和通风、最低限度的声音、舒适的床和适当的照明。一般冬季室温 18～22 ℃、夏季25 ℃左右，湿度以 50％～60％为宜；根据患者需要，睡前开窗通风，清除病房内异味，使空气清新；保持病区尽可能的安静，尽量减少晚间交谈；提供清洁、干燥的卧具和舒适的枕头、被服；夜间调节住院单元的灯光。

3.重视心理护理

多与患者沟通交流，找出影响患者休息与睡眠的心理社会因素，通过鼓励倾诉、正确指导，消除患者紧张和焦虑情绪，恢复平静、稳定的状态，提高休息和睡眠质量。

4.建立休息和睡眠周期

针对患者的不同情况，帮助患者建立适宜的休息和睡眠周期。患者入院后，原有的休息和睡眠规律被打乱，护士应在患者醒时进行评估、治疗和常规护理工作，避免因一些非必需任务而唤醒患者，同时鼓励患者合理安排日间活动，适当锻炼。

5.尊重患者的睡眠习惯

病情允许的情况下,护理人员应尽可能根据患者就寝前的一些个人习惯,选择如提供温热饮料,允许短时间的阅读、听音乐,协助沐浴或泡脚等方式促进睡眠。

6.健康教育

使患者了解睡眠对健康与康复的重要作用,心、身放松的重要意义和一些促进睡眠的常用技巧。与患者一起讨论有关休息和睡眠的知识,分析困扰患者睡眠的因素,针对具体情况给予相应指导,帮助患者建立有规律的生活方式,养成良好的睡眠习惯。

第二节 清 洁 护 理

清洁是患者的基本需求之一,是维持和获得健康的重要保证,清洁可以清除微生物及污垢,防止细菌繁殖,促进血液循环,有利于体内废物排泄,同时清洁使人感到愉快、舒适。

一、口腔护理

口腔护理的目的有以下几方面:①保持口腔的清洁、湿润,使患者舒适,预防口腔感染等并发症;②防止口臭、口垢,促进食欲,保持口腔的正常功能;③观察口腔黏膜和舌苔的变化、特殊的口腔气味,可提供病情的动态信息,如肝功能不全患者,出现肝臭常是肝昏迷的先兆。

常用的漱口液有生理盐水、朵贝尔溶液(复方硼酸溶液)、1%～3%过氧化氢溶液、2%～3%硼酸溶液、1%～4%碳酸氢钠溶液、0.02%呋喃西林溶液、0.1%醋酸溶液。

(一)协助口腔冲洗

1.目的

协助口腔手术后使用固定器,或对有口腔病变的患者清洁口腔。

2.用物准备

治疗碗、治疗巾、弯盘、生理盐水、朵贝尔溶液、口镜、抽吸设备、压舌板、手电筒、20 mL 空针及冲洗针头。

3.操作步骤

(1)洗手。

(2)准备用物携至患者床旁。

(3)向患者解释。协助患者采取半坐位式,并于胸前铺治疗巾及放置弯盘:①装生理盐水及朵贝尔溶液于溶液盘内,并接上,用20 mL注射器抽吸并连接针头;②协助医师冲洗;③冲洗毕,擦干患者嘴巴;④整理用物后洗手;⑤记录。

4.注意事项

为了避免冲洗中弄湿患者,必要时给予手电筒照光,冲洗时需特别注意齿缝、前庭外,若有舌苔可用压舌板外包纱布予以机械性刮除,冲洗中予以持续性的低压抽吸,必要时协助更换湿衣服。

(二)特殊口腔冲洗

1.用物准备

(1)治疗盘:治疗碗(内盛含有漱口液的棉球 12～16 个,棉球湿度以不能挤出液体为宜;弯血管钳、镊子)、压舌板、弯盘、吸水管、杯子、治疗巾、手电筒,需要时备张口器。

(2)外用药:按需准备,如液状石蜡、冰硼散、西瓜霜、金霉素甘油、制霉素甘油等,酌情使用。

2.操作步骤

(1)将用物携至床旁,向患者解释以取得合作。

(2)协助患者侧卧,面向护士,取治疗巾,围于颌下,置弯盘于口角边。

(3)先湿润口唇、口角,观察口腔黏膜有无出血、溃疡等现象。对长期应用抗生素、激素者应注意观察有无真菌感染。有活动义齿者,应取下。一般先取上面义齿,后取下面义齿,并放置容器内,用冷开水冲洗刷净,待患者漱口后戴上或浸入清水中备用(昏迷患者的义齿应浸于清水中保存)。浸义齿的清水应每天更换。义齿不可浸在乙醇或热水中,以免变色、变形和老化。

(4)协助患者用温开水漱口后,嘱患者咬合上下齿,用压舌板轻轻撑开一侧颊部,以弯血管钳夹有漱口液的棉球由内向门齿纵向擦洗。同法擦洗对侧。

(5)嘱患者张口,依次擦洗一侧牙齿上内侧面、上颌面、下内侧面、下颌面,再弧形擦洗一侧颊部。同法擦洗另一侧。洗舌面及硬腭部(勿触及咽部,以免引起恶心)。

(6)擦洗完毕,帮助患者用洗水管以漱口水漱口,漱口后用治疗巾拭去患者口角处水。

(7)口腔黏膜如有溃疡,酌情涂药于溃疡处。口唇干裂可涂擦液状石蜡。

(8)撤去治疗巾,清理用物,整理床单。

3.注意事项

(1)擦洗时动作要轻,特别是对凝血功能差的患者要防止碰伤黏膜及牙龈。

(2)昏迷患者禁忌漱口,需用张口器时,应从臼齿放入(牙关紧闭者不可用暴力张口),擦洗时须用血管钳夹紧棉球,每次一个,防止棉球遗留在口腔内,棉球蘸漱口水不可过湿,以防患者将溶液吸入呼吸道。

(3)传染病患者的用物按隔离消毒原则处理。

二、头发护理

(一)床上梳发

1.目的

梳发、按摩头皮,可促进血液循环,除去污垢和脱落的头发、头屑,使患者清洁舒适和美观。

2.用物准备

治疗巾、梳子、30％乙醇溶液、纸袋(放脱落头发)。

3.操作步骤

(1)铺治疗巾于枕头上,协助患者把头转向一侧。

(2)将头发从中间梳向两边,左手握住一股头发,由发梢逐渐梳到发根。长发或遇有打结时,可将头发绕在示指上慢慢梳理。避免强行梳拉,造成患者疼痛。如头发纠集成团,可用30％乙醇湿润后,再小心梳理,同法梳理另一边。

(3)长发酌情编辫或扎成束,发型尽可能符合患者所好。

(4)将脱落头发置于纸袋中,撤下治疗巾。

(5)整理床单,清理用物。

(二)床上洗发(橡胶马蹄形垫法)

1.目的

同床上梳发、预防头虱及头皮感染。

2.用物准备

治疗车上备一只橡胶马蹄形垫,治疗盘内放小橡胶单、大中毛巾各一条,眼罩或纱布、别针、棉球两只(以不吸水棉花为宜)、纸袋、洗发液或肥皂、梳子、小镜子、护肤霜,水壶内盛40～45 ℃热水,水桶(接污水)。必要时备电吹风。

3.操作步骤

(1)备齐用物携至床旁,向患者解释,以取得合作,根据季节关窗或开窗,室温以24 ℃为宜。按需要给予便盆。移开床旁桌椅。

(2)垫小橡胶单及大毛巾于枕上,松开患者衣领向内反折,将中毛巾围于颈部,以别针固定。

(3)协助患者斜角仰卧,移枕于肩下,患者屈膝,可垫膝枕于两膝下,使患者体位安全舒适。

(4)置马蹄形垫垫于患者后颈部,使患者颈部枕于突起处,头在槽中,槽形下部接污水桶。

(5)用棉球塞两耳,用眼罩或纱布遮盖双眼或嘱患者闭上眼。

(6)洗发时先用两手掬少许水于患者头部试温,询问患者感觉,以确定水温是否合适;然后用水壶倒热水充分湿润头发,倒洗发液于手掌上,涂遍头发,用指尖揉搓头皮和头发,用力要适中,揉搓方向由发际向头顶部;使用梳子除去落发,置于纸袋中,用热水冲洗头发,直到冲净为止。观察患者的一般情况,注意保暖,洗发完毕,解下颈部毛巾,包住头发,一手托头,一手撤去橡胶马蹄垫。除去耳内棉球及眼罩,用患者自备的毛巾擦干脸部,酌情使用护肤霜。

(7)帮助患者卧于床正中,将枕、橡胶单、浴巾一起自肩下移至头部,用包头的毛巾揉搓头发,再用大毛巾擦干或电风吹干。梳理成患者习惯的发型,撤去上述用物。

(8)整理床单,清理用物。

4.注意事项

(1)要随时观察患者的病情变化,如脉搏、呼吸、血压有异常时应立即停止操作。

(2)注意室温和水温,及时擦干头发,防止患者受凉。

(3)防止水流入眼及耳内,避免沾湿衣服和床单。

(4)衰弱患者不宜洗发。

三、皮肤清洁与护理

(一)床上擦浴

1.用物准备

治疗车上备:面盆两只、水桶两只(一桶盛热水,水温在50～52 ℃,并按年龄、季节、习惯增减水温,另一桶接污水)、治疗盘(内置小毛巾两条、大毛巾、浴皂、梳子、小剪刀、50％乙醇、爽身粉）、清洁衣裤、被服。另备便盆、便盆布和屏风。

2.操作步骤

（1）推治疗车至床边，向患者解释，以取得合作。

（2）将用物放在便于操作处，关好门窗调节室温，用屏风或拉布遮挡患者，按需给予便盆。

（3）将脸盆放于床边桌上，倒入热水 2/3 满，测试水温，根据病情放平床头及床尾支架，松开床尾盖被。

（4）将微湿小毛巾包在右手上，为患者洗脸及颈部，左手扶患者头顶部，先擦眼，然后像写"3"字样，依次擦洗一侧额部、颊部、鼻翼部、人中、耳后下颌，直至颈部。同法另一侧。用较干毛巾依次擦洗一遍，注意擦净耳郭，耳后及颈部皮肤。

（5）为患者脱下衣服，在擦洗部位下面铺上浴巾，按顺序擦洗两上肢、胸腹部。协助患者侧卧，背向护士依次擦洗后颈部、背臀部，为患者换上清洁裤子。擦洗中，根据情况更换热水，注意擦净腋窝及腹股沟等处。

（6）擦洗的方法为先用涂肥皂的小毛巾擦洗，再用湿毛巾擦去皂液。清洗毛巾后再擦洗，最后用浴巾边按摩边擦干。动作要敏捷，为取得按摩效果，可适当用力。

（7）擦洗过程中，如患者出现寒战、面色苍白等病情变化时，应立即停止擦浴，给予适当的处理，同时注意观察皮肤有无异常。擦洗毕，可在骨突处用 50％乙醇做按摩，扑上爽身粉。

（8）整理床单，必要时梳发、剪指甲及更换床单。

（9）如有特殊情况，需做记录。

3.注意事项

护士操作时，要站在擦浴的一边，擦洗完一边后再转至另一边，站立时两脚要分开，重心应在身体中央或稍低处，拿水盆时，盆要靠近身边，减少体力消耗；操作时要体贴患者，保护患者自尊，动作要敏捷、轻柔，减少翻动和暴露，防止受凉。

（二）压疮的预防及护理

压疮是指机体局部组织由于长期受压，血液循环障碍，造成组织缺氧、缺血、营养不良而致的溃烂和坏死，亦称压疮。导致活动受限的因素一般都会增加压疮的发生。常见的因素有压力、剪切力、摩擦力、潮湿等。好发部位为枕部、耳郭、肩胛部、肘部、骶尾部、髋部、膝关节内外侧、外踝、足跟。

1.预防措施

预防压疮在于消除其发生的原因。因此,要求做到勤翻身、勤按摩、勤整理、勤更换。交班时要严格细致的交接局部皮肤情况及护理措施。

(1)避免局部长期受压:①鼓励和协助卧床患者经常更换卧位,使骨骼突出部位交替的受压,翻身间隔时间应根据病情及局部受压情况而定。一般2小时翻身1次,必要时1小时翻身1次,建立床头翻身记录卡;②保护骨隆突处和支持身体空隙处,将患者体位安置妥当后,可在身体空隙处垫软枕、海绵垫。需要时可垫海绵垫、气垫褥、水褥等,使支持体重的面积宽而均匀,作用于患者身上的正压及作用力分布在一个较大的面积上,从而降低在隆突部位皮肤上所受的压强;③对使用石膏、夹板、牵引的患者,衬垫应平整、松软适度,尤其要注意骨骼突起部位的衬垫,要仔细观察局部皮肤和肢端皮肤颜色改变的情况,认真听取患者反映,适当给予调节,如发现石膏绷带凹凸不平,应立即报告医师,及时修正。

(2)避免潮湿、摩擦及排泄物的刺激:①保持皮肤清洁干燥。大小便失禁、出汗及分泌物多的患者应及时擦干,以保护皮肤免受刺激。床铺要经常保持清洁干燥,平整无碎屑,被服污染要随时更换。不可让患者直接卧于橡胶单上。小儿要勤换尿布;②不可使用破损的便盆,以防擦伤皮肤。

(3)增进局部血液循环:对易发生压疮的患者,要常检查,用温水擦澡、擦背或用湿毛巾行局部按摩。①全背按摩:协助患者俯卧或侧卧,露出背部,先以热水进行擦洗,再以两手或一手蘸上少许50%乙醇按摩。按摩者斜站在患者右侧,左腿弯曲在前,右腿伸直在后,从患者骶尾部开始,沿脊柱两侧边缘向上按摩(力量要能够刺激肌肉组织)至肩部时用环状动作。按摩后,手再轻轻滑至尾骨处。此时,左腿伸直,右腿弯曲,如此有节奏按摩数次,再用拇指指腹由骶尾部开始沿脊柱按摩至第7颈椎。②受压处局部按摩:蘸少许50%乙醇,以手掌大、小鱼际紧贴皮肤,压力均匀向心方向按摩,由轻至重,由重至轻,每次3~5分钟。

电动按摩器按摩:电动按摩器是依靠电磁作用,引导治疗器头震动,以代替各种手法按摩,操作者持按摩器根据不同部位选择合适的按摩头,紧贴皮肤进行按摩。

(4)增进营养的摄入:营养不良是导致压疮的内因之一,又可影响压疮的愈合。蛋白质是身体修补组织所必需的物质,维生素也可促进伤口愈合,因此在病情允许时可给予高蛋白、高维生素膳食,以增进机体抵抗力和组织修复能力。此外,适当补充矿物质,可促进慢性溃疡的愈合。

2.压疮的分期及护理

(1)淤血红润期:为压疮初期,局部皮肤受压或受到潮湿刺激后,开始出现红、肿、热、麻木或有触痛。此期要及时除去致病原因,加强预防措施,如增加翻身次数以及防止局部继续受压、受潮。

(2)炎性浸润期:红肿部位如果继续受压,血液循环仍得不到改善,静脉回流受阻,局部静脉淤血,受压表面呈紫红色,皮下产生硬结,表面有水疱形成。对未破小水疱要减少摩擦,防破裂感染,让其自行吸收,大水疱用无菌注射器抽出疱内液体,涂以消毒液,用无菌敷料包扎。

(3)溃疡期:静脉血液回流受到严重障碍,局部淤血致血栓形成,组织缺血缺氧。轻者,浅层组织感染,脓液流出,溃疡形成;重者,坏死组织发黑,脓性分泌物增多,有臭味,感染向周围及深部扩展,可达骨骼,甚至可引起败血症。

四、会阴部清洁卫生的实施

(一)目的

保持清洁,清除异味,预防或减轻感染、增进舒适、促进伤口愈合。

(二)用物准备

便盆、屏风、橡胶单、中单、清洁棉球、大量杯、镊子、浴巾、毛巾、水壶(内盛50～52 ℃的温水)、清洁剂或呋喃西林棉球。

(三)操作方法

1.男患者会阴的护理

(1)携用物至患者床旁,核对后解释。

(2)患者取仰卧位。为遮挡患者可将浴巾折成扇形盖在患者的会阴部及腿部。

(3)带上清洁手套,一手提起阴茎,一手取毛巾或用呋喃西林棉球擦洗阴茎头部、下部和阴囊。擦洗肛门时,患者可取侧卧位,护士一手将臀部分开,一手用浴巾将肛门擦洗干净。

(4)为患者穿好衣裤,根据情况更换衣、裤、床单。整理床单,患者取舒适卧位。

(5)整理用物,清洁整齐,记录。

2.女患者会阴部护理

(1)用物至患者床旁,核对后解释。

（2）患者取仰卧位。为遮挡患者可将浴巾折成扇形盖在患者的会阴部及腿部。

（3）先将橡胶单及中单置于患者臀下，再置便盆于患者臀下。

（4）护士一手持装有温水的大量杯，一手持夹有棉球的大镊子，边冲水边用棉球擦洗。

（5）冲洗后擦干各部位。撤去便盆及橡胶单和中单。

（6）为患者穿好衣裤，根据情况更换衣、裤、床单。整理床单，患者取舒适卧位。

（7）整理用物，清洁整齐，记录。

（四）注意事项

（1）操作前应向患者说明目的，以取得患者的合作。

（2）在执行操作的原则上，尽可能尊重患者习惯。

（3）注意遮挡患者，保护患者隐私。

（4）冲洗时从上至下。

（5）操作完毕应及时记录所观察到的情况。

第三节 静 脉 输 液

静脉输液是利用液体重量所产生的液体静压和大气压的作用，将大量的灭菌溶液、电解质或药物等由静脉输入体内的方法，又称静脉滴注。依据穿刺部位的不同静脉输液可分为外周静脉输液和中心静脉输液。

一、静脉输液的目的与常用溶液

在临床治疗过程中，由医师依据患者的病情和治疗的需要为患者制订输液方案，由护士按照医师的医嘱具体执行输液操作。

（一）静脉输液的目的

（1）补充血容量，维持血压，改善微循环：常用于治疗严重烧伤、各种原因引起的大出血、休克等。

（2）补充水和电解质，以维持或调节酸碱平衡：常用于纠正各种原因引起的水、电解质和酸碱平衡失调。如腹泻、大手术后、禁食、剧烈呕吐的患者。

（3）输入药物，达到控制感染、解毒和治疗疾病的目的：常用于各种感染、中毒等患者。

（4）补充营养和热量，促进组织修复，维持正氮平衡：常用于禁食、胃肠道吸收障碍或不能经口腔进食（如昏迷、口腔疾病）、慢性消耗性疾病的患者。

（5）输入脱水剂，提高血浆的渗透压，以达到降低颅压，预防或减轻脑水肿，改善中枢神经系统功能的目的，同时借高渗作用，达到利尿消肿的作用。

（二）常用溶液的种类及作用

常用溶液可以分为晶体溶液和胶体溶液两大类。

1.晶体溶液

晶体溶液是指溶液中的溶质分子或离子均小于 1 nm，当用一束光通过时不出现反射现象。晶体溶液相对分子质量小，在血管内停留时间短，对维持细胞内外水分的相对平衡有着重要意义。临床常用的晶体溶液按其目的又可分为维持输液剂和补充输液剂（修复输液剂）。维持输液剂用于补充机体的不显性失水，如呼吸与皮肤蒸发、排尿失水等。补充输液剂用于补充机体病理性体液丢失，治疗水、电解质和酸碱失衡。常用晶体溶液如下。

（1）5％～10％葡萄糖溶液：主要用于供给水分和热量。

（2）0.9％氯化钠、5％葡萄糖氯化钠、复方氯化钠等溶液：主要用于供给电解质。

（3）5％碳酸氢钠、11.2％乳酸钠等溶液：主要用于纠正酸中毒，调节酸碱平衡。

（4）20％甘露醇、25％山梨醇、25％～50％葡萄糖注射液等：主要用于利尿脱水。

2.胶体溶液

胶体溶液是指溶液中的溶质分子或离子在 1～100 nm，或当一束光通过时出现光反射现象者，称为胶体溶液。胶体溶液相对分子质量大，在毛细血管内存留时间长，可提高血管内胶体渗透压，将组织间液的水分吸入血管内，使血浆量增加，维持有效血容量，消除水肿。当给患者输入大量晶体溶液扩容后，有可能使血浆胶体渗透压显著降低，为了维持血容量需要适当补充胶体溶液以维持扩容效应。常用胶体溶液如下。

（1）中分子右旋糖酐和低分子右旋糖酐：为水溶性多糖类高分子聚合物，中分子右旋糖酐（平均相对分子质量为 7.5 万左右）能提高血浆胶体渗透压，扩充血容量;低分子右旋糖酐(平均相对分子质量为 4 万左右)能降低血液黏滞度,改善微循环,防止血栓形成。

(2)羟乙基淀粉(706 代血浆)、氧化聚明胶和聚维酮(PVP):作用与低分子右旋糖酐相似,扩容效果良好,输入后可增加循环血量和心排血量。多用于失血性休克、大面积烧伤等患者。

3.其他

用于特定治疗目的,如浓缩清蛋白注射液,可维持胶体渗透压,减轻组织水肿;水解蛋白注射液,用以补充蛋白质;静脉营养液,能供给患者热量,维持机体正氮平衡,并供给各种维生素、矿物质,多用于不能进食的重症患者。

二、静脉输液的部位及其选择

静脉输液时可依据患者的年龄、病情、治疗的目的、病程长短、所输药物的性质、患者的合作程度等选择合适的静脉穿刺部位。

(一)常用的静脉穿刺部位

1.外周浅静脉

(1)上肢浅静脉:包括手背静脉网、头静脉、贵要静脉、肘正中静脉等,对多数患者而言这些静脉比较表浅且安全。

(2)下肢浅静脉:包括足背静脉网、大隐静脉、小隐静脉等。由于下肢静脉活动受限,易形成血栓,且可迅速播散至深部静脉,有造成深静脉栓塞的危险,因而比较少用。

(3)头皮静脉:多用于 0～3 岁婴幼儿。此年龄段小儿头皮有较多的浅层静脉,易固定且活动限制最少,因此婴幼儿输液多选头皮静脉。常用头皮静脉有颞浅静脉、额静脉、枕静脉和耳后静脉。

2.颈外静脉

颈外静脉是颈部最大的浅静脉,其走行表浅,位置较恒定,需长期持续输液或需要静脉高营养的患者多选此部位。

3.锁骨下静脉

位置较固定,管腔较大,由于管腔较粗,血量较多,输入液体随即被稀释,对血管的刺激性较小。当输入大量高浓度溶液或刺激性较强的药物时,可选择此部位。

(二)选择穿刺部位的原则

选择穿刺部位一般遵循以下原则。

1.根据静脉穿刺的目的和治疗时间选择

休克或大出血患者需要短时间内输入大量液体时,可选用较大静脉;需要长期输液时,则可由远端末梢小静脉开始选择,有计划地使用静脉血管。

2.根据药物的性质选择

刺激性较大、黏度大的药物,一般选用较粗大的血管。

3.根据穿刺局部的皮肤及静脉状况选择

一般多选择平滑、柔软、有弹性的静脉,不可选用硬化、栓塞、局部有炎症的静脉,注意避开感染、瘢痕、血肿、破损及患皮肤病处,已多次穿刺的部位应避免再次穿刺。

4.根据患者活动和舒适的需要选择

静脉穿刺部位尽量选择患者活动限制最少的部位,如应避开关节部位。

三、外周静脉输液的方法

(一)密闭式静脉输液法

利用原装密封瓶或塑料袋,直接插入一次性输液管进行静脉输液的方法。其优点是污染机会少,操作相对简单,是目前临床最常用的输液方法。

1.目的

同静脉输液的目的。

2.评估

(1)身心状况:①患者的年龄、病情、意识状态及心肺功能等作为合理输液的依据。②心理状态及合作程度。

(2)穿刺局部:穿刺部位的皮肤、血管及肢体活动情况。

(3)输注药液:包括药物的作用、不良反应,药物的质量、有效期以及有无药物配伍禁忌。

3.操作前准备

(1)用物准备:治疗盘内备以下几种物品。一次性输液器、皮肤消毒剂(2.5%碘酊,75%乙醇或0.5%碘伏、安尔碘)、无菌棉签、输液液体及药物、加药用注射器、启瓶器及砂轮、弯盘、止血带、治疗巾、输液卡、笔、胶布(敷贴)、带秒针的表,根据需要备网套、输液架、夹板及绷带。

(2)患者准备:了解静脉输液的目的和配合方法,输液前排尿或排便,取舒适卧位。

(3)护士准备:着装整洁,修剪指甲,洗手、戴口罩。

（4）环境准备:清洁、宽敞,光线明亮,方便操作。

4.操作步骤

（1）核对检查:①衣帽整洁,洗手,戴口罩,备齐用物;②核对治疗卡和药液瓶签（药名、浓度、时间）;③检查药液质量。

（2）填写、贴输液瓶贴:根据医嘱填写输液卡,并将填好的输液瓶贴倒贴于输液瓶上。

（3）加药:①套瓶套;②用开瓶器启开输液瓶铝盖的中心部分（若塑料输液瓶直接拉掉盖）,常规消毒瓶塞;③按医嘱加入药物;④根据病情需要有计划地安排输液顺序。

（4）插输液器:检查并打开输液器,将输液器针头插入瓶塞内直到针头的根部,关闭调节器。

（5）核对,解释:携用物至患者床旁,核对患者的床号、姓名及药物名称、浓度、剂量、给药时间和方法,向患者解释操作目的和方法。

（6）排气:①挂输液瓶;②将穿刺针的针柄夹于两手指之间,倒置茂菲滴管,打开调节器,使液体流出。当茂菲滴管内液面达 1/2～2/3 满时,迅速转正茂菲滴管,使液体慢慢流下,排尽输液管里的空气后,关紧调节器。

（7）选择穿刺部位:备胶布,在穿刺肢体下放置脉枕、治疗巾、止血带。

（8）消毒皮肤:常规消毒穿刺部位皮肤,消毒范围直径≥5 cm。第一次穿刺部位消毒后,在穿刺点上方约 6 cm 处扎止血带,嘱患者握拳,进行第二次穿刺部位消毒,待干。

（9）再次核对患者的床号、姓名及药物名称、浓度、剂量、给药时间和方法。

（10）再次排气。

（11）静脉穿刺:取下护针帽,针尖斜面向上,与皮肤呈 15°～30°进针,见回血后,将针头与皮肤平行,再推进少许。

（12）三松一固定:松开止血带,嘱患者松拳,放松调节器。待液体滴入通畅、患者无不舒适后,胶布固定穿刺针头。

（13）根据患者年龄、病情和药物性质调节输液速度。

（14）再次核对。

（15）撤去治疗巾、小垫枕、止血带,协助患者取舒适卧位,整理床单位,将呼叫器放于患者易取处。

（16）整理用物,洗手,记录。

（17）更换液体:先仔细查对,再消毒输液瓶的瓶塞和瓶颈,从第一瓶液体内拔出输液管针头插入第二瓶液体内直到针头的根部,调节好输液滴数。再次查对签名。

(18)输液完毕:①输液结束后,关闭调节器,轻揭胶布,迅速拔出针头,按压穿刺点1～2分钟至无出血,防止穿刺点出血;②整理床铺,清理用物,洗手,做好记录。

5.注意事项

(1)严格执行"三查七对"制度,防止发生差错。

(2)严格执行无菌操作,预防并发症。输液器及药液应绝对无菌,连续输液超过24小时应更换输液器。穿刺部位皮肤消毒若使用0.5%碘伏时局部涂擦两遍,无需脱碘。使用安尔碘时,视穿刺局部皮肤用原液涂擦1～2遍即可。

(3)注意药物配伍禁忌,药物应现配现用,不可久置。

(4)注意保护血管,选择较粗、直、弹性好的血管,应避开关节和静脉瓣,并选择易于固定的部位。对长期输液者可采取:①四肢静脉从远端小静脉开始;②穿刺时提高穿刺成功率;③输液中加入对血管刺激性大的药物,应先用生理盐水进行穿刺,待穿刺成功后再加药,宜充分稀释,输完药应再输入一定量的等渗溶液,冲尽药液保护静脉。

(5)输液前排尽输液管内的空气,输液过程中及时更换输液瓶及添加药液,防止液体流空,输完后及时拔针,预防空气栓塞。

(6)在输液过程中应加强巡视,注意观察患者输液管是否通畅;针头连接处是否漏水;针头有无脱出、阻塞、移位;滴速是否适宜;患者穿刺部位局部和肢体有无肿胀;有无输液反应等。

(7)移动患者、为患者更衣或执行其他护理活动时,要注意保护穿刺部位,以避免过分牵拉。对婴幼儿、小儿应选用头皮静脉。昏迷或其他不合作的患者,必要时可用绷带或夹板加以固定。

(8)不可自静脉输液的肢体抽取血液化验标本或测量血压。偏瘫患者应避免经患侧肢体输液。

(二)静脉留置针输液法

静脉留置针又称套管针,作为头皮针的换代产品,已成为临床输液的主要工具。其外管柔软无尖,不易刺破或滑出血管,可在血管内保留数天。随着技术的不断完善,静脉留置针输液在临床的应用越来越广泛。

静脉留置针的优点主要包括以下几个方面:①由于静脉留置针的外管使用的材料具有柔韧性,且对血管的刺激性小,因而在血管内可以保留较长时间;

②静脉留置针的使用,可以减少由于反复穿刺对患者血管的破坏,减轻患者的痛苦及不适感;③可以完成持续或间断给药、补液;④患者活动方便;⑤通过静脉留置针可以完成部分标本的采集;⑥可以减轻护士的工作量,提高工作效率;⑦随时保持静脉通路的通畅,便于急救和给药。适用于长期静脉输液,年老体弱、血管穿刺困难、小儿及全身衰竭的患者。可用于静脉输液、输血、动脉及静脉抽血。

静脉留置针可以分为外周静脉留置针和中央静脉留置针,一般推荐使用外周静脉留置针的方法。依据静脉留置针的种类、患者的情况等留置针可在血管内保留的时间为 3～5 天,最长不超过 7 天。

常用的静脉留置针是由针头部与肝素帽两部分组成。针头部:内有不锈钢丝导针,导针尖部突出于软硅胶导管针头部。肝素帽:前端有硬塑活塞,后端橡胶帽封闭。肝素帽内腔有一中空管道,可容肝素。

1.目的

同密闭式静脉输液法。

2.评估

(1)患者病情、血液循环状况及自理能力,当前诊断及治疗情况。

(2)患者的心理状态及配合程度。

(3)穿刺部位皮肤、血管状况及肢体活动度。

3.操作前准备

(1)用物准备:同密闭式静脉输液。另备无菌手套一副、静脉留置针一套、敷贴一个、5 mL 注射器,输液盘内另备封管液、肝素帽(如果留置针肝素帽是非一次性使用者,可以反复穿刺,可不备肝素帽,只需要常规消毒原来的肝素帽后就可以封管)。

(2)患者准备:同密闭式静脉输液法。

(3)护士准备:着装整洁,修剪指甲,洗手、戴口罩。

(4)环境准备:清洁、宽敞,光线明亮,方便操作。

4.操作步骤

(1)同密闭式静脉输液法(1)～(6)。

(2)连接留置针与输液器:①打开静脉留置针及肝素帽或可来福接头外包装;②手持外包装将肝素帽(或可来福接头)对接在留置针的侧管上;③将输液器连接于肝素帽或可来福接头上。

(3)打开调节器,将套管针内的气体排于弯盘中,关闭调节器。

(4)选择穿刺部位,铺治疗巾,将小垫枕置于穿刺肢体下,在穿刺点上方

10 cm处扎止血带。

(5)消毒皮肤,消毒范围直径要≥8 cm。待干,备胶布及透明敷贴。

(6)再次核对,旋转松动套管,调整针头斜面。

(7)再次排气,拔去针头保护套。

(8)穿刺:左手绷紧皮肤,右手持针翼在血管上方以15°～30°进针,见回血,放平针翼再进针少许,左手持Y接口,右手后撤针芯约0.5 cm,再持针座将外套管与针芯一同送入静脉,左手固定Y接口,右手撤出针芯。

(9)三松:松开止血带,打开调节器,嘱患者松拳。

(10)固定:待液体流入通畅后,用无菌透明敷贴对留置针管做密闭式固定,用胶布固定三叉接口和插入肝素帽的输液器针头及输液管,在胶布上注明日期和时间。

(11)同静脉输液(14)～(15)。

(12)封管:当输液完毕,要正确进行封管。拔出输液器针头,常规消毒肝素帽的胶塞,用注射器向肝素帽内注入封管液。

(13)再次输液:常规消毒肝素帽,将输液器上的针头插入肝素帽内,用胶布固定好,调节输液滴数。

(14)输液完毕后处理:不再需要继续输液时,要进行拔管。先撕下小胶布,再撕下无菌敷贴,把无菌棉签放于穿刺点前方,迅速拔出套管针,纵向按压穿刺点3～5分钟。

(15)协助患者适当活动穿刺肢体,取舒适卧位,整理床单位,清理用物。

(16)洗手,记录。

5.注意事项

(1)严格执行无菌原则和查对制度。皮肤消毒的面积应大于敷料覆盖的面积;穿刺过程中避免污染外套管。

(2)静脉的选择应尽量选择相对较粗、直、有弹性、无静脉瓣等利于固定的静脉,避开关节,减轻对血管的机械刺激。成人多选用上肢静脉,以头静脉、贵要静脉、肘正中静脉为宜。由于人体下肢静脉瓣多,血流缓慢,易发生静脉炎,故常不为首选。3岁以下患儿宜选用头皮静脉。

(3)注意药物配伍禁忌,根据医嘱、用药原则、患者的病情以及药物的性质,有计划、合理安排药物输入的顺序,以达最佳治疗效果。

(4)输液前要注意检查是否排尽输液管及针头内的空气,输液过程中要及时更换输液瓶,输液完毕要及时拔针,防止发生空气栓塞。

（5）在输液过程中应加强巡视，密切观察患者全身及置管局部，每次输液前要仔细检查套管是否在血管内，确认在血管内方可输入药物，防止渗漏到皮下造成组织损伤。如果发现导管堵塞，可以换管重新穿刺或采用尿激酶溶栓，禁忌加压将小血栓冲入血管内，防止造成血栓。每次输液前后，均应检查穿刺部位及静脉走行方向有无红肿，并询问患者有无疼痛与不适。如局部红、肿或疼痛反应时，及时拔管，对局部进行理疗处理。对仍需输液者应更换肢体另行穿刺。

（6）留置针保留时间参照产品说明书，要注明置管时间。一般可保留3～5天，不超过7天。连续输液24小时以上者，须每天更换输液器。

（7）封管时要注意边退针边注药，确保正压封管。

（8）向患者做好健康教育，说明药物的作用、可能出现的反应、处理办法及自我监测的内容等，对使用静脉留置针的肢体应妥善固定，注意保护，避免肢体下垂姿势。尽量减少肢体的活动，保持置管局部的清洁，在日常活动中避免污染或被水沾湿。如需要洗脸或洗澡时应用塑料纸将局部包裹好。

四、中心静脉穿刺置管输液

对于长期持续输液、输入高浓度或有刺激性的药物、静脉高营养、抢救危重患者以及外周静脉穿刺困难的患者，可采用中心静脉穿刺置管输液，以使患者能得到及时的治疗，挽救患者的生命。临床中常选用的中心静脉有颈内静脉、颈外静脉、锁骨下静脉。虽然中心静脉输液在临床有广泛的应用，但由于穿刺置管技术要求较高，一般由麻醉师或有经验的医师、护师在严格无菌的条件下完成。

（一）颈外静脉穿刺置管输液

颈外静脉是颈部最大的浅静脉，在下颌角后方垂直下降，越过胸锁乳突肌后缘，于锁骨上方穿过深筋膜，最后汇入锁骨下静脉，其走行表浅，位置较恒定，穿刺置入硅胶管后保留时间长。

1.目的

同密闭式静脉输液法。适用于：①需长期输液而外周静脉穿刺困难的患者；②长期静脉内滴注高浓度或刺激性药物或行静脉内高营养的患者；③外周循环衰竭而需测中心静脉压的患者。

2.评估

（1）患者病情、意识状况、活动能力；询问普鲁卡因过敏史。

（2）患者的心理状态及配合程度。

（3）穿刺部位皮肤、血管状况。

3.操作前准备

(1)用物准备。①治疗盘内盛:一次性输液器、皮肤消毒剂(2.5％碘酊,75％乙醇或0.5％碘伏、安尔碘)、无菌棉签、输液液体、弯盘、输液卡、胶布、根据需要备网套、输液架、夹板及绷带。②无菌穿刺包:带内芯穿刺针两枚(长约6.5 cm,内径2 mm,外径2.6 mm),硅胶管两根(长25～30 cm,内径1.2 mm,外径1.6 mm),平头针两枚,洞巾一块,小纱布一块,纱布数块,镊子一把,无菌手套两副,5 mL、10 mL注射器各一副,尖头刀片一个,弯盘一个。③其他:1％普鲁卡因注射液10 mL,无菌生理盐水,无菌敷贴,0.4％枸橼酸钠生理盐水或0.5％肝素盐水。

(2)患者准备:了解颈外静脉输液的目的和配合方法;穿刺前做普鲁卡因过敏试验;输液前排尿或排便;取舒适卧位。

(3)护士准备:着装整洁,修剪指甲,洗手、戴口罩。

(4)环境准备:清洁、宽敞,光线明亮,方便操作。

4.操作步骤

(1)洗手,戴口罩。

(2)核对,检查药液:备齐用物。按医嘱备药。核对药液瓶签(药名、浓度、剂量和有效期),检查药液质量。

(3)填写、贴输液瓶贴:根据医嘱填写输液卡,并将填好的输液瓶贴倒贴于输液瓶上。

(4)加药:①套瓶套;②用开瓶器启开输液瓶铝盖的中心部分(若塑料输液瓶直接拉掉瓶盖),常规消毒瓶塞;③按医嘱加入药物;④根据病情需要有计划地安排输液顺序。

(5)插输液器:检查并打开输液器,将输液器针头插入瓶塞内直到针头的根部,关闭调节器。

(6)核对,解释:携用物至患者床旁,核对患者的床号、姓名及药物名称、浓度、剂量、给药时间和方法,向患者解释操作目的和方法。

(7)排气:①挂输液瓶;②排出空气。将穿刺针的针柄夹于两手指之间,倒置茂菲滴管,打开调节器,使液体流出。当茂菲滴管内液面达1/2～2/3满时,迅速转正茂菲滴管,使液体慢慢流下,排尽输液管里的空气后,关紧调节器。

(8)取体位:协助患者去枕平卧,头偏向对侧后仰,必要时肩下垫一软枕。

(9)选择、确定穿刺点:操作者站在穿刺部位对侧或头侧。

(10)常规消毒局部皮肤,打开穿刺包,戴无菌手套,铺洞巾。

(11)局部麻醉:助手协助,操作者用细针头连接 5 mL 注射器抽吸利多卡因注射液,在皮肤穿刺点处做皮丘,并做皮下浸润麻醉。

(12)穿刺:操作者左手绷紧穿刺点上方皮肤,右手持粗针头注射器与皮肤呈45°进针,入皮后改为 25°沿颈外静脉方向穿刺。

(13)放置导丝:穿刺成功后,用左手固定穿刺针管,右手将导丝自穿刺孔插入,导丝插入长度约 40 cm 时拔出穿刺针。

(14)扩皮:沿着导丝插入扩张器,接触皮肤后按同一方向旋转,随导丝进入血管后撤出扩张器,并以左手用无菌纱布压迫穿刺点,防止出血。

(15)放置中心静脉导管:右手将中心静脉导管沿着导丝插入颈外静脉内,一边推进一边撤离导丝,当导管进入 14 cm 时,即可完全抽出导丝。

(16)再次抽回血:用装有肝素生理盐水溶液的注射器与导管尾端相连接,反复抽吸 2～3 次均可见回血,向导管内注入 2～3 mL 肝素生理盐水溶液,同时用固定夹夹住导管,撤下注射器,接好输液管接头。

(17)固定导管:将导管固定夹在近穿制点处缝合固定,用 75％乙醇棉球擦除局部血迹,待干后用无菌透明敷贴覆温穿刺点并固定硅胶管。

(18)接输液器:撤出洞巾,将输液接头与输液器控接,进行输液,调节滴速。

(19)输液完毕,将输液器与输液接头分离,将肝素理盐水溶液注入导管内进行封管。

(20)再次输液:消毒输液接头,连接输液器,调好滴速即可。

(21)停止置管:管前局部常规消毒,拆线后拔管,局部按压 5 分钟至不出血,消毒穿刺处皮肤,覆盖无菌敷料。

5.注意事项

(1)严格无菌技术操作,每天更换输液管及穿刺点敷料,常规消毒穿刺点与外周皮肤,用0.9％过氧乙酸溶液擦拭消毒硅胶管,防止感染,但不可用乙醇擦拭硅胶管。注意观察局部有无红肿。一般导管保留4～7 天。

(2)若颈外静脉插管插入过深,则较难通过锁骨下静脉与颈外静脉汇合角处,此时可牵拉颈外静脉使汇合角变直;若仍不能通过则应停止送入导管,并轻轻退出少许,在此固定输液,防止盲目插入,导管在血管内打折。如导管质硬,可能会刺破血管发生意外。

(3)根据病情密切观察输液速度,不可随意打开调节器,使液体输入失控。

(4)当暂停输液时可用0.5％肝素盐水 2 mL 封管,防止凝血堵塞管腔。若已经发生凝血,应先用注射器抽出凝血块,再注入药液,若血块抽不出时,应边抽边拔管,切忌将凝血块推入血管内。

(5)局部出现肿胀或漏液,可能硅胶管已脱出静脉,应立即拔管。如出现不明原因发热时应考虑拔管,并剪下一段硅管送培养及做药敏试验。

(6)气管切开处严重感染者,不应做此插管。

(二)锁骨下静脉穿刺置管术

锁骨下静脉是腋静脉的延续,成人长 3～4 cm。在锁骨与第一肋骨之间,向内走行于胸锁关节后方与颈内静脉汇合为无名静脉,再向内与对侧无名静脉汇合成上腔静脉。位置较固定,管腔较大,多作为中心静脉穿刺置管部位,由于右侧无名静脉与上腔静脉几乎在同一直线,且距上腔静脉距离最近,加之右侧胸膜顶较左侧低,穿刺时不易损伤胸膜,故首选右侧穿刺。硅胶管插入后可保留较长时间。当输入大量高浓度溶液或刺激性较强的药物时,由于管腔较粗,血量较多,输入液体随即被稀释,对血管的刺激性较小。

1.目的

(1)全胃肠外营养(TPN)治疗者。

(2)需输入刺激性较强药物者(如化疗)。

(3)需长期输液而外周静脉穿刺困难者。

(4)经静脉放置心脏起搏器者。

(5)各种原因所致大出血,需迅速输入大量液体以纠正血容量不足,提高血压者。

(6)测定中心静脉压。

2.评估

(1)患者病情、意识状况、活动能力;询问普鲁卡因过敏史。

(2)患者的心理状态及配合程度。

(3)穿刺部位皮肤、血管状况。

3.操作前准备

(1)用物准备:治疗盘内盛外周静脉输液用物。无菌穿刺包含治疗巾一块、洞巾一块,小纱布一块,纱布数块,缝合针、持针器、结扎线、弯盘一个,镊子、尖头刀片一个。另备中心静脉穿刺导管及穿刺针,无菌敷布,皮肤常规消毒用棉球,5 mL、20 mL 注射器各一具,肝素帽,1%普鲁卡因注射液 10 mL,0.9%氯化钠溶液,无菌敷贴,0.4%枸橼酸钠生理盐水或 0.5%～1%肝素盐水适量,1%甲紫。

(2)患者准备:了解锁骨下静脉穿刺置管输液的目的和配合方法;穿刺前做普鲁卡因过敏试验;穿刺前排尿或排便;取适当卧位。

（3）护士准备：着装整洁，修剪指甲，洗手、戴口罩。

（4）环境准备：清洁、宽敞，光线明亮，方便操作。

4.操作方法

（1）洗手，戴口罩。

（2）核对，解释：携用物到患者处，核对患者床号、姓名，向患者解释操作目的，过程及配合要点。

（3）体位：协助患者取仰卧位，头后仰15°并偏向对侧，穿刺侧肩部垫一软枕使其略上提外展。

（4）选择穿刺点：用1%甲紫标记进针点及锁骨关节。

（5）消毒，麻醉：常规皮肤消毒、打开无菌穿刺包，戴无菌手套，铺洞巾，局部用2%利多卡因注射液浸润麻醉。

（6）试穿刺：将针尖指向胸镜关节，自穿刺点进针，深度通常为2.5～4 cm，边进针边抽吸，见回血后再进针少许即可。

（7）穿刺针穿刺：试穿成功后，沿着试穿针的角度、方向及深度用穿刺针穿制。当回抽到静脉血时，表明针尖已经进入锁骨下静脉，减小进针角度，当回抽血液通畅时，置入导引钢丝至30 cm刻度平齐针尾时，撤出穿刺针，压迫穿刺点。

（8）置入扩张器：沿导引钢丝尾端置入扩张器，扩张穿刺处皮肤及皮下组织，将扩张器旋入血管后，用无菌纱布按压穿刺点并撤出扩张器。

（9）置入导管：沿导钢丝送入静脉置导管，待导管进入锁骨下静脉后，边退导引钢丝边插导管，回抽血液通畅，撤出导引钢丝桶入长度15 cm左右，退出导引钢丝，接上输液导管。

（10）检测：将装有生理盐水的注射器分别连接每个导管尾端，回抽血液后向管内注入2～3 mL生理盐水，锁定卡板，去下注射器，接上肝素帽。

（11）固定，连接：将导管固定于穿刺点处，透明敷粘固定，必要时缝合固定导管，连接输液器或接上CVP测压装置。

（12）输液完毕，将输液器与导管针栓孔分离，将肝素生理盐水溶液注入导管内进行封管，用无菌静脉帽塞住针栓孔，再用安全别针固定在敷料上。

（13）再次输液：消毒导管针栓孔，连接输液器，调好滴速即可。

（14）停止置管：硅胶管尾端接上注射器，边抽吸边拔管，局部加压数分钟，消毒穿刺处皮肤，覆盖无菌敷料。

五、静脉输液速度的调节

在输液过程中，每毫升溶液的滴数称该输液器的滴系数。目前常用输液器的滴系数有 10、15、20 等，以生产厂家输液器包装袋上标明的滴系数为准。

　　静脉输液的速度调节依据患者的年龄、身体状况、病情、药物的性质、治疗要求调节，一般成人 40～60 滴/分，儿童 20～40 滴/分。对年老、体弱、婴幼儿，心肺疾病患者，输入速度宜慢；滴注高渗溶液、含钾药物、升压药物等宜慢；严重脱水、心肺功能良好者，速度可适当加快。

　　(1)已知每分钟滴数与液体总量，计算输液所需的时间：输液时间(h)＝液体总量(mL)×滴系数/每分钟滴数×60(min)。

　　(2)已知液体总量与计划需用的时间，计算每分钟滴数：每分钟滴数＝液体总量(mL)×滴系数/输液时间(min)。

　　(3)已知每分钟滴数，计算每小时输入量：每小时输入量(mL)＝每分钟滴数×60(min)/滴系数。

六、静脉输液时常见故障及排除方法

(一)溶液点滴不畅或不滴

　　(1)针头滑出血管外：液体进入皮下，局部肿胀、疼痛。处理方法为拔出针头，另选血管重新穿刺。

　　(2)针头斜面紧贴血管壁，造成不滴：调整针头位置或适当变换肢体位置或在头皮针尾部垫棉签等，直至点滴通畅。

　　(3)针头阻塞：检测方法为挤压输液管，感觉有阻力，松手后无回血，表示针头已阻塞，应更换针头和部位，重新穿刺。

　　(4)压力过低：适当调高输液瓶的位置。

　　(5)静脉痉挛：输入的液体温度过低，或环境温度过低可造成静脉痉挛。表现为局部无隆起，但点滴不畅可采用局部热敷以缓解静脉痉挛。

(二)茂菲滴壶内液面过高

　　(1)侧壁有调节孔的茂菲滴壶：夹住滴壶上端的输液管，打开调节孔，等液体降至露出液面时再关闭调节孔，松开上端即可。

　　(2)侧壁无调节孔的茂菲滴壶：取下输液瓶倾斜，使插入瓶中的针头露出液面，但须保持输液管通畅，待滴壶内露出液面时，再挂回到输液架上。

(三)茂菲滴壶内液面过低

　　(1)侧壁有调节孔的茂菲滴壶：先夹住滴壶下端的输液管，打开调节孔，待液面升高至 1/2 或 2/3 水平高度时再关闭调节孔，打开滴壶下端输液管即可。

（2）侧壁无调节孔的茂菲滴壶：可夹住滴壶下端的输液管，用手挤压滴壶，待液面升至适当水平高度时，松开滴壶下端输液管即可。

（四）滴壶内液面自行下降

在输液过程中，如果滴壶内液面自行下降，则应检查输液器上端是否有漏气或裂隙，必要时更换输液管。

七、常见输液反应与处理

由于输入的液体不纯、输液管不洁或长时间大量输入刺激性药液、多次反复穿刺等原因常常会出现一些并发症。由于输液引起的反应，称之为输液反应。常见的输液反应有以下内容。

（一）发热反应

由于输液过程中输入致热物质，如致热源、游离菌体蛋白、死菌、药物成分不纯等引起的发热。这些致热物质多来源于输液器具消毒灭菌不完全或在操作过程中未严格执行无菌操作造成污染；或输入的药液制剂不纯、保存不当被污染等。

1.主要临床表现

患者在输液过程中突然出现发热，症状较轻者发热常在 38 ℃左右，于停止输液后数小时内体温可恢复正常；严重者，初起有寒战，继而高热达 40～41 ℃，并伴有恶心、呕吐、头痛、周身不适，甚至有神经、精神症状。

2.发热反应的预防

首先输液用具必须严格灭菌；输液时严格执行无菌操作，防止输液器具、药液及穿刺部位被污染；认真检查输液用液体及输液管的质量及有效期；输液用具的保管应注意避免污染。

3.发热反应的处理

对于发热较轻的患者，可减慢或更换药液、输液器，注意保暖；严重者，须立即停止输液，并按高热护理方法对患者进行处理。同时应配合医师共同合作处理，必要时按医嘱给地塞米松 5 mg 或盐酸异丙嗪25 mg等治疗。剩余液体和输液管送检查找反应原因。

（二）静脉炎及血栓性静脉炎

静脉炎是由于输入刺激性较强的溶液或静脉内放置刺激性较强的塑料管时间过长，引起局部静脉壁化脓性炎症或机械性损伤；或由于输液过程中未严格执行无菌操作,导致局部静脉感染。如果血管内膜严重受损,致使血小板黏附其上而形成血栓,则称为血栓性静脉炎。

1.主要临床表现

沿静脉走向出现条索状红线,局部组织红、肿、热、痛,有时伴有全身发热症状。

2.静脉炎的预防

避免感染,减少对血管壁的刺激。在输液过程中,严格执行无菌技术操作,对刺激性强的药物要充分稀释,并防止药液溢出血管外。同时注意保护静脉,需长期输液者应有计划地更换注射部位。静脉置管者做好留置导管的护理。

3.静脉炎的处理

对已经出现静脉炎的部位,可抬高患肢,局部用95％乙醇或50％硫酸镁行湿热敷或用中药如意金黄散外敷,可达到消炎、止痛、收敛、增加舒适的作用;局部还可用超短波理疗。如已合并感染,应根据医嘱给予抗生素治疗。

(三)循环负荷过重反应

由于输液速度过快,或患者原有心肺功能不良者,在短时间内输入过多液体,使循环血容量急剧增加,致心脏负担过重而引起心力衰竭、肺水肿。

1.主要表现

急性左心衰竭的症状,患者突感胸闷、呼吸急促、咳嗽、咳粉红色泡沫痰,面色苍白、出冷汗,心前区疼痛或有压迫感,严重者可自口鼻涌出大量的泡沫样血性液体;肺部布满湿啰音;脉搏快且弱;还可有尿量减少、水肿、腹水、颈静脉怒张等症状。

2.循环负荷过重反应的预防

为防止患者出现循环负荷过重反应,输液时要控制输液速度不宜过快,对老年人、小儿及心肺功能不良者尤应注意。

3.循环负荷过重反应的处理

(1)输液过程中加强巡视注意观察,一旦发现,应立即停止输液,并通知医师。

(2)病情允许的患者可取端坐位,两腿下垂,以减少下肢静脉回流,减轻心脏负担。

(3)按医嘱给予血管扩张药,扩张外周血管,减轻循环负荷,缓解肺水肿;给予利尿药,有助于缓解肺水肿。

(4)高流量吸氧,湿化瓶内注入20％～30％乙醇,以降低肺泡内泡沫表面的张力,使泡沫破裂、消散,从而改善肺泡内的气体交换,减轻缺氧症状。

(5)根据医嘱给予氨茶碱和毛花苷 C 等药物。

(6)必要时可进行四肢轮扎,有效地减少静脉回心血量。但注意掌握轮扎时间、部位及观察肢体情况,每 5~6 分钟轮流放松一个肢体的止血带。另外还可采用静脉放血的方法,每次放血量为200~300 mL,以缓解循环负荷过重状况。

(四)空气栓塞

空气经静脉进入循环,可导致严重后果,甚至导致死亡。原因是空气进入静脉,随血液循环进入右心房,再到右心室,如空气量少则随血液被压入肺动脉,再分散到肺小动脉,最后到肺毛细血管后被打散、吸收,损害较小;当大量的空气进入右心室可阻塞肺动脉入口,使血液无法进入肺内,从而导致气体交换障碍,机体严重缺氧,可致患者立即死亡。

造成空气栓塞的原因是输液导管内空气未排净、导管连接不紧、有缝隙;或在加压输液、输血时无人看守导致液体走空等;更换药液不及时,更换药液后未检查输液管内是否进气,当输液管走空范围较大或滴壶以下部分进气未采取措施,则在更换药液后由于液体的压力,将气体压入静脉。

1.主要症状和体征

患者突然出现胸部感觉异常不适或有胸骨后疼痛,随即出现呼吸困难,严重发绀,濒死感、心前区可听到响亮持续的"水泡音",心电图检查表现为心肌缺血和急性肺心病的改变。严重者意识丧失、死亡。

2.空气栓塞的预防

由于空气栓塞可造成严重后果,甚至导致患者死亡,因而在输液时必须排净空气,及时更换药液,每次更换药液都要认真检查输液管内是否有空气,滴壶液面是否过低,发现异常及时予以调整。如需加压输液、输血,护士应严密监测,不得随意离开患者。

3.空气栓塞的处理

一旦发生空气进入静脉,嘱患者立即取左侧卧位,病情允许最好取头低足高位,该体位有利于气体浮向右心室尖部,避免阻塞肺动脉口,从而防止发生肺阻塞;再者由于心脏不断跳动,可将空气混成泡沫,分次小量进入肺动脉内,以免发生肺栓塞。如果可能,也可通过中心静脉导管抽出空气。

第三章 眼科护理

第一节 结 膜 病

结膜表面大部分暴露于外界环境中,容易受各种病原微生物的侵袭和物理、化学因素的刺激。正常情况下,结膜组织具有一定的防御能力。当全身或局部的防御能力减弱或致病因素过强时,将使结膜组织发生急性或慢性的炎症,统称为结膜炎。结膜炎是最常见的眼病之一,根据病因可分为细菌性、病毒性、衣原体性、真菌性和变态反应性结膜炎;细菌和病毒感染性结膜炎是最常见的结膜炎。

一、急性细菌性结膜炎

(一)概述

急性细菌性结膜炎是指由细菌所致的急性结膜炎症的总称,临床上最常见的是急性卡他性结膜炎和淋球菌性结膜炎,两者均具有传染性及流行性,通常为自限性,病程在2周左右,一般不引起角膜并发症,预后良好。

(二)病因和发病机制

1.急性卡他性结膜炎

以革兰氏阳性球菌感染为主的急性结膜炎症,俗称"红眼病"。常见致病菌为肺炎双球菌、Koch-Weeks杆菌和葡萄球菌等。本病多于春秋季流行,通过面巾、面盆、手或患者用过的其他用具接触传染。

2.淋球菌性结膜炎

本病主要由淋球菌感染所致,是一种传染性极强、破坏性很大的超急性化脓性结膜炎。由于接触患有淋病的尿道、阴道分泌物或患眼分泌物而引起感染。

成人主要为淋球菌性尿道炎的自身感染,新生儿则在通过患有淋球菌性阴道炎的母体产道时被感染。

(三)护理评估

1.健康史

(1)了解患者有无与本病患者接触史,或有无淋球菌性尿道炎史。或患儿母亲有无淋球菌性阴道炎史。成人淋球菌性结膜炎潜伏期为10小时至3天,新生儿则在出生后2～3天发病。

(2)了解患者眼部周围组织的情况。

2.症状和体征

(1)起病急,潜伏期短,常累及双眼。自觉眼睛刺痒、异物感、灼热感、畏光、流泪。

(2)急性卡他性结膜炎眼睑肿胀、结膜充血,以睑部及穹隆部结膜最为显著,重者出现眼睑及结膜水肿,结膜表面覆盖一层伪膜,易擦掉。眼分泌物增多,多呈黏液或脓性,常发生晨起睁眼困难,上、下睑睫毛被粘住。Koch-Weeks杆菌或肺炎双球菌所致者可发生结膜下出血斑点。

(3)淋球菌性结膜炎病情发展迅速,单眼或双眼先后发病,眼痛流泪、畏光、眼睑及结膜高度水肿、充血,而致睁眼困难,或肿胀的球结膜掩盖角膜周边或突出于睑裂。睑结膜可见小出血点及薄层伪膜。初期分泌物为浆液性或血水样,不久转为黄色脓性,量多而不断溢出,故又称脓漏眼。淋球菌侵犯角膜,严重影响视力。重者耳前淋巴结肿痛,为引起淋巴结病变的仅有的细菌性结膜炎。

细菌培养可见相应的细菌,即肺炎双球菌、Koch-Weeks杆菌、淋球菌等。

3.心理-社会状况评估

急性结膜炎起病急,症状重,结膜充血、水肿明显且有大量分泌物流出,影响外观,患者容易产生焦虑情绪,同时实行接触性隔离,患者容易产生孤独情绪。护士应评价患者的心理状态、对疾病的认识程度及理解、接受能力。

4.辅助检查

(1)早期结膜刮片及结膜囊分泌物涂片中有大量多形核白细胞及细菌,提示细菌性感染,必要时还可作细菌培养及药物敏感试验。

(2)革兰氏染色,显微镜下可见上皮细胞和中性粒细胞内或外的革兰氏阴性双球菌,提示淋球菌性结膜炎。

(四)护理诊断

1.疼痛

与结膜炎症累及角膜有关。

2.潜在并发症

角膜炎症、溃疡和穿孔、眼内炎、眼睑脓肿、脑膜炎等。

3.知识缺乏

缺乏急性结膜炎的预防知识。

(五)护理措施

(1)向患者解释本病的发病原因、病程进展和疾病预后,解除患者的忧虑,使其树立战胜疾病的信心,配合治疗。

(2)结膜囊冲洗:以清除分泌物,保持清洁。常用的冲洗液有生理盐水、3%硼酸溶液。淋球菌性结膜炎用1:5 000的青霉素溶液冲洗。冲洗时使患者取患侧卧位,以免冲洗液流入健眼。冲洗动作轻柔,以免损伤角膜。如有假膜形成,应先除去假膜再冲洗。

(3)遵医嘱留取结膜分泌物送检细菌培养及药物敏感试验。

(4)药物护理:常用滴眼液有0.25%氯霉素、0.5%新霉素、0.1%利福平,每1～2小时滴眼1次;夜间涂眼药膏。淋球菌感染则局部和全身用药并重,遵医嘱使用阿托品软膏散瞳。

(5)为减轻不适感,建议佩戴太阳镜。炎症较重者,为减轻充血、灼热等不适症状,可用冷敷。禁忌包扎患眼,因包盖患眼,使分泌物排出不畅,不利于结膜囊清洁,反而有利于细菌的生长繁殖,加剧炎症。健眼可用眼罩保护。

(6)严密观察角膜刺激征或角膜溃疡症状。对淋球菌性结膜炎还要注意观察患者有无全身并发症的发生。

(7)传染性结膜炎急性感染期应实行接触性隔离。①注意洗手和个人卫生,勿用手拭眼,勿进入公共场所和游泳池,以免交叉感染;接触患者前后的手要立即彻底冲洗与消毒;②向患者和其家属传授结膜炎预防知识,提倡一人一巾一盆;淋球菌性尿道炎患者,要注意便后立即洗手;③双眼患病者实行一人一瓶滴眼液;单眼患病者,实行一眼一瓶滴眼液;做眼部检查时,应先查健眼,后查患眼;④接触过眼分泌物和病眼的仪器、用具等都要及时消毒隔离,用过的敷料要烧毁;⑤患有淋球菌性尿道炎的孕妇须在产前治愈;未愈者,婴儿出生后,立即用1%硝酸银液或0.5%四环素或红霉素眼药膏涂眼,以预防新生儿淋球菌性结膜炎。

二、病毒性结膜炎

(一)概述

病毒性结膜炎是一种常见的急性传染性眼病,由多种病毒引起,传染性强、好发于夏、秋季,在世界各地引起过多次大流行,通常有自限性。临床上以流行性角结膜炎、流行性出血性结膜炎最常见。

(二)病因和发病机制

1.流行性角结膜炎

由 8 型、19 型、29 型和 37 型腺病毒引起。

2.流行性出血性结膜炎

由 70 型肠道病毒引起。

(三)护理评估

1.健康史

(1)了解患者有无与病毒性结膜炎接触史,或其工作、生活环境中有无病毒性结膜炎流行史。

(2)了解患者发病时间,评估其潜伏期。

2.症状和体征

(1)潜伏期长短不一。流行性角结膜炎约 7 天;流行性出血性结膜炎约在 24 小时内发病,多为双眼。

(2)流行性角结膜炎的症状与急性卡他性结膜炎相似,自觉异物感、疼痛、畏光、流泪及水样分泌物。眼睑充血水肿,睑结膜滤泡增生,可有假膜形成。

(3)流行性出血性结膜炎症状较急性卡他性结膜炎重,常见球结膜点状、片状出血,分泌物为水样。耳前淋巴结肿大、压痛。角膜常被侵犯,发生浅层点状角膜炎。

(4)部分患者可有头痛、发热、咽痛等上呼吸道感染症状。

3.心理-社会状况评估

因患者被实行接触性隔离,容易产生焦虑情绪。护士应评价患者的心理状态、对疾病的认识程度和理解、接受能力等。

4.辅助检查

分泌物涂片镜检可见单核细胞增多,并可分离到病毒。

(四)护理诊断

1.疼痛

眼痛与病毒侵犯角膜有关。

2.知识缺乏

缺乏有关结膜炎的防治知识。

（五）护理措施

（1）加强心理疏导,告知患者治疗方法、预后及接触性隔离的必要性,消除其焦虑情绪。

（2）药物护理:抗病毒滴眼液以 0.5％利巴韦林、1％碘苷、3％阿昔洛韦等配制,每小时滴眼1次;合并角膜炎、混合感染者,可配合使用抗生素滴眼液;角膜基质浸润者可酌情使用糖皮质激素,如0.02％氟美童等。

（3）生理盐水冲洗结膜囊,眼局部冷敷以减轻充血和疼痛,注意消毒隔离。

（4）做好传染性眼病的消毒隔离和健康教育,防止疾病的传播。

三、翼状胬肉

（一）概述

翼状胬肉是指睑裂区增殖的球结膜及结膜下组织侵袭到角膜上,呈三角形,尖端指向角膜,形似翼状。翼状胬肉通常双眼患病,多见于鼻侧。

（二）病因和发病机制

病因尚不十分明确,一般认为与结膜慢性炎症、风沙、粉尘等长期刺激使结膜组织变性、肥厚及增生有关;也可能与长期紫外线照射导致角膜缘干细胞损害有关,故多见于户外工作者,如渔民、农民、勘探工人等。

（三）护理评估

1.健康史

（1）了解患者的发病时间。

（2）评估患者的视力情况。

2.症状和体征

（1）小的翼状胬肉一般无症状,偶有异物感,若侵及瞳孔可影响视力。

（2）初起时,球结膜充血肥厚,结膜下有三角形变性增厚的膜样组织,表面有血管走行。常发生于鼻侧,也可发生于颞侧,或鼻侧、颞侧同时存在。

（3）三角形翼状胬肉的尖端为头部,角膜缘处为颈部,球结膜上处为体部。进行性翼状胬肉的头部前端角膜灰白色浸润,颈部及体部肥厚充血。静止性翼状胬肉的头部前方角膜透明,颈部及体部较薄且不充血。

3.心理-社会状况评估

（1）注意评估患者的年龄、职业、生活或工作的环境卫生、生活居住条件和个人生活习惯。

（2）评估患者的文化层次、对疾病的认识程度、心理特点。

4.辅助检查

裂隙灯检查以确定损害范围和角膜完整性及厚度变化。

（四）护理诊断

1.自我形象混乱

与翼状胬肉生长在睑裂、影响美观有关。

2.知识缺乏

缺乏翼状胬肉的防治知识。

（五）护理措施

（1）静止性翼状胬肉不侵入瞳孔区者一般不予手术，以免手术刺激可能促进其发展，积极防治眼部慢性炎症，避免接触有关致病因素，户外活动时戴防风尘及防紫外线眼镜；避免风尘、阳光的刺激。

（2）进行性翼状胬肉未侵及瞳孔区不影响视力时局部可用糖皮质激素滴眼液滴眼或结膜下注射。小而无须治疗者，应做好病情解释工作，并嘱患者定期复查。

（3）手术治疗患者，参照外眼手术护理。术前3天滴抗生素滴眼液。介绍手术过程和配合方法，消除患者的紧张心理，使其积极配合手术。

（4）术后嘱患者注意眼部卫生，一般于7～10天后拆除缝线。定期复查，观察患者是否有胬肉复发，复发率可高达20%～30%。

（5）为预防术后复发，可应用X射线照射、丝裂霉素C等。

第二节 角 膜 病

一、细菌性角膜炎

（一）概述

细菌性角膜炎是由细菌感染引起的角膜炎症的总称，是临床常见的角膜炎之一。

（二）病因和发病机制

本病常由于角膜外伤后被感染所致，常见的致病菌有表皮葡萄球菌、金黄色葡萄球菌、肺炎双球菌、链球菌、铜绿假单胞菌(绿脓杆菌)等。眼局部因素(如慢性泪囊炎、倒睫、戴角膜接触镜等)和导致全身抵抗力低下因素(如长期使用糖皮质激素和免疫抑制剂、营养不良、糖尿病等)也可诱发感染。

(三)护理评估

1.健康史

(1)了解患者有无角膜外伤史、角膜异物剔除史、慢性泪囊炎、眼睑异常、倒睫病史,或长期佩戴角膜接触镜等。

(2)有无营养不良、糖尿病病史,是否长期使用糖皮质激素或免疫抑制剂,以及此次发病以来的用药史。

2.症状和体征

(1)发病急,常在角膜外伤后 24～48 小时发病,有明显的畏光、流泪、疼痛、视力下降等症状,伴有较多的脓性分泌物。

(2)眼睑肿胀,结膜混合充血或睫状充血,球结膜水肿,角膜中央或偏中央有灰白色浸润,逐渐扩大,进而组织坏死脱落形成角膜溃疡。并发虹膜睫状体炎,表现为角膜后沉着物,瞳孔缩小、虹膜后粘连及前房积脓,是因毒素渗入前房所致。

(3)革兰氏阳性球菌角膜感染表现为圆形或椭圆形局灶性脓肿,边界清楚,基质处出现灰白色浸润。革兰氏阴性球菌角膜感染多表现为快速发展的角膜液化坏死,其中铜绿假单胞菌角膜感染者发病迅猛,剧烈眼痛,严重充血水肿,角膜溃疡浸润灶及分泌物略带黄绿色,前房严重积脓,感染如未控制,可导致角膜坏死穿孔、眼球内容物脱出或全眼球炎。

3.心理-社会状况评估

(1)通过与患者及其家属的交流,了解患者及其家属对细菌性角膜炎的认识程度及有无紧张、焦虑、悲哀等心理表现。

(2)评估患者视力对工作、学习、生活等能力的影响。

(3)了解患者的用眼卫生和个人卫生习惯。

4.辅助检查

了解角膜溃疡刮片镜检和细胞培养是否发现相关病原体。

(四)护理诊断

1.疼痛

与角膜炎症刺激有关。

2.感知紊乱

与角膜炎症引起的角膜混浊导致的视力下降有关。

3.潜在并发症

角膜溃疡、穿孔、眼内炎等。

4.知识缺乏

缺乏细菌性角膜炎相关的防治知识。

(五)护理措施

1.心理护理

向患者介绍角膜炎的病变特点、转归过程及角膜炎的防治知识,鼓励患者表达自己的感受,解释疼痛原因,帮助患者转移注意力,及时给予安慰理解,消除其紧张、焦虑、自卑的心理,正确认识疾病,树立战胜疾病的信心,争取患者对治疗的配合。

2.指导患者用药

根据医嘱积极抗感染治疗,急性期选择高浓度的抗生素滴眼液,每15～30分钟眼一次。严重病例,可在开始30分钟内每5分钟滴药一次。同时全身应用抗生素,随着病情的控制逐渐减少滴眼次数,白天使用滴眼液,睡前涂眼药膏。进行球结膜下注射时,先向患者解释清楚,并在充分麻醉后进行,以免加重局部疼痛。

3.保证充分休息、睡眠

要提供安静、舒适、安全的环境,病房要适当遮光,避免强光刺激,减少眼球转动,外出应佩戴有色眼镜或眼垫遮盖。指导促进睡眠的自我护理方法,如睡前热水泡脚、喝热牛奶、听轻音乐等,避免情绪波动。患者活动空间不留障碍物,将常用物品固定摆放方便患者使用,教会患者使用传呼系统,鼓励其寻求帮助。厕所必须安置方便设施,如坐便器、扶手等,并教会患者如何使用,避免跌倒。

4.严格执行消毒隔离制度

换药、上药均要无菌操作,药品及器械应专人专眼专用,避免交叉感染。

5.严密观察

为预防角膜溃疡穿孔,护理时要特别注意如下几点:①治疗操作时禁翻转眼睑,勿加压眼球;②清淡饮食,多食易消化、富含维生素、粗纤维的食物,保持大便通畅,避免便秘,以防增加腹压;③告知患者勿用手擦眼球,勿用力闭眼、咳嗽及打喷嚏;④球结膜下注射时,避免在同一部位反复注射,尽量避开溃疡面;⑤深部角膜溃疡、后弹力层膨出者,可用绷带加压包扎患眼,配合局部及全身应用降低眼压的药物,嘱患者减少头部活动,避免低头,可蹲位取物;⑥按医嘱使用散瞳剂,防止虹膜后粘连而导致眼压升高;⑦可用眼罩保护患眼,避免外物撞击;⑧严密观察患者的视力、角膜刺激征、结膜充血及角膜病灶和分泌物的变化,注意有无角膜穿孔的症状,例如,角膜穿孔时,房水从穿孔处急剧涌出,虹膜被冲至穿孔处,可出现眼压下降、前房变浅或消失、疼痛减轻等症状。

6.健康教育

(1)帮助患者了解疾病的相关知识,树立治疗信心,保持良好的心理状况。

(2)养成良好的卫生习惯,不用手或不洁手帕揉眼。

(3)注意劳逸结合,生活规律,保持充足的休息和睡眠,戒烟酒,避免摄入刺激性食物(如咖啡、浓茶等)。

(4)注意保护眼睛,避免角膜受伤,外出要戴防护眼镜。

(5)指导患者遵医嘱坚持用药,定期随访。

二、真菌性角膜炎

(一)概述

真菌性角膜炎为致病真菌引起的感染性角膜病。近年来,随着广谱抗生素和糖皮质激素的广泛应用,其发病率有升高趋势,是致盲率极高的角膜疾病。

(二)病因和发病机制

其常见的致病菌有镰刀菌和曲霉菌,还有念珠菌属、青霉菌属、酵母菌等。它常发生于植物引起的角膜外伤后,有的则发生于长期应用广谱抗生素、糖皮质激素和机体抵抗力下降者。

(三)护理评估

1.健康史

(1)多见于青壮年男性农民,有农作物枝叶或谷物皮壳擦伤眼史。

(2)有长期使用抗生素及糖皮质激素史。

2.症状和体征

疼痛、畏光、流泪等刺激性症状均较细菌性角膜炎为轻,病程进展相对缓慢,呈亚急性,有轻度视力下降。体征较重,眼部充血明显,角膜病灶呈灰白色或黄白色,表面微隆起,外观干燥而欠光滑,似牙膏样或苔垢样。溃疡周围抗体与真菌作用,形成灰白色环形浸润即"免疫环"。有时在角膜病灶旁可见"伪足""卫星状"浸润病灶,角膜后可有纤维脓性沉着物。前房积脓为黄白色的黏稠脓液。由于真菌穿透力强,易发生眼内炎。

3.心理-社会状况评估

了解患者职业,评估该病对患者的工作学习及家庭经济有无影响。评估患者对真菌性角膜炎的认识度,有无紧张、焦虑、悲哀等心理表现。

4.辅助检查

(1)角膜刮片革兰氏染色和 Giemsa 染色可发现真菌菌丝,是早期诊断真菌最常见的方法。

(2)共聚焦显微镜检查角膜感染灶,可直接发现真菌病原体(菌体和菌丝)。

(3)病变区角膜组织活检,可提高培养和分离真菌的阳性率。

(四)护理诊断

1.疼痛

慢性眼痛与角膜真菌感染刺激有关。

2.焦虑

与病情反复及担心预后不良有关。

3.感知紊乱

与角膜真菌感染引起的角膜混浊导致的视力下降有关。

4.潜在并发症

角膜溃疡、穿孔、眼内炎等。

5.知识缺乏

缺乏真菌性角膜炎防治知识。

(五)护理措施

(1)由植物引起的角膜外伤史者,长期应用广谱抗生素及糖皮质激素滴眼液或眼药膏者,应严密观察病情,注意真菌性角膜炎的发生。

(2)遵医嘱应用抗真菌药物,同时要观察药物的不良反应,禁用糖皮质激素。

(3)对于药物不能控制或有角膜溃疡穿孔危险者,可行角膜移植手术。

(4)真菌性角膜炎病程长,易引起患者情绪障碍,应对患者做好解释疏导工作,并告知患者真菌复发的表现,如患眼出现畏光、流泪、眼痛、视力下降等,应立即就诊。

三、单纯疱疹病毒性角膜炎

(一)概述

单纯疱疹病毒性角膜炎是指由单纯疱疹病毒所致的严重的感染性角膜病,

其发病率及致盲率均占角膜病首位。其特点是复发性强,角膜知觉减退。

(二)病因和发病机制

本病多为单纯疱疹病毒原发感染后的复发,多发生在上呼吸道感染或发热性疾病以后。原发感染常发生于幼儿,单纯疱疹病毒感染三叉神经末梢和三叉神经支配的区域(头、面部皮肤和黏膜),并在三叉神经节长期潜伏下来。当机体抵抗力下降时,潜伏的病毒被激活,可沿三叉神经至角膜组织,引起单纯疱疹病毒性角膜炎。

(三)护理评估

1.健康史

(1)了解患者有无上呼吸道感染史,全身或局部有无使用糖皮质激素、免疫抑制剂。

(2)评估有无复发诱因存在,如过度疲劳、日光暴晒、月经来潮、发热、熬夜、饮酒、角膜外伤等。

(3)了解有无疾病反复发作史。

2.症状和体征

(1)原发感染常见于幼儿,有发热、耳前淋巴结肿大、唇部皮肤疱疹,呈自限性。眼部表现为急性滤泡性或假膜性结膜炎、眼睑皮肤疱疹,可有树枝状角膜炎。

(2)复发感染常在诱因存在下引起角膜感染复发,多为单侧。患眼可有轻微眼痛、畏光、流泪、眼痉挛,若中央角膜受损,则视力明显下降,并有典型的角膜浸润灶形态。①树枝状和地图状角膜炎:最常见的类型。初起时患眼角膜上皮呈小点状浸润,排列成行或成簇,继而形成小水疱,水疱破裂互相融合,形成树枝状表浅溃疡,称为树枝状角膜炎。随病情进展,炎症逐渐向角膜病灶四周及基质层扩展,可形成不规则的地图状角膜溃疡,称为地图状角膜炎。②盘状角膜炎:炎症浸润角膜中央深部基质层,呈盘状水肿、增厚,边界清楚,后弹力层皱褶。伴发前葡萄膜炎时,可见角膜内皮出现沉积物。③坏死性角膜基质炎:角膜基质层内出现单个或多个黄白色浸润灶、溃疡甚至穿孔,常可诱发基质层新生血管。疱疹病毒在眼前段组织内复制,可引起前葡萄膜炎、小梁网炎。炎症波及角膜内皮时,可诱发角膜内皮炎。

3.心理-社会状况评估

注意评估患者的情绪状况、性别、年龄、职业、经济、文化、教育背景。

4.辅助检查

角膜上皮刮片可见多核巨细胞、病毒包涵体或活化性淋巴细胞,角膜病灶分离培养出单纯疱疹病毒;酶联免疫法发现病毒抗原;分子生物学方法如 PCR 查到病毒核酸,有助于病原学的诊断。

(四)护理诊断

1.疼痛

急性眼痛与角膜炎症反应有关。

2.焦虑

与病程长、病情反复发作、担心预后不良有关。

3.感知紊乱

与角膜透明度受损导致视力下降有关。

4.潜在并发症

角膜溃疡、穿孔、眼内炎等。

5.知识缺乏

缺乏单纯疱疹病毒性角膜炎的防治知识。

(五)护理措施

(1)严密观察患者病情,注意角膜炎症的进展。

(2)指导患者据医嘱正确用药。①急性期每 1～2 小时滴眼一次,睡前涂眼药膏。注意观察眼睛局部药物的毒性作用,如出现点状角膜上皮病变和基质水肿。②使用糖皮质激素滴眼液者,要告知患者按医嘱及时用药。停用时要逐渐减量,不能随意增加使用次数和停用,并告知其危害性。注意观察激素的并发症,如出现细菌、真菌的继发感染,出现角膜溶解,出现青光眼等。③用散瞳药的患者,外出可戴有色眼镜,以减少光线刺激,并加强生活护理。④使用阿昔洛韦者要定期检查肝、肾功能。

(3)鼓励患者参加体育锻炼,增强体质,预防感冒,以降低复发率。

(4)药物治疗无效、反复发作、角膜溃疡面积较大者,有穿孔危险,可行治疗性角膜移植术。

四、角膜移植手术患者的护理

(一)护理评估

(1)患者年龄、职业、文化程度、对治疗及护理的要求。

（2）患者的现病史、既往病史、过敏史,有无合并心血管疾病、糖尿病、高血压等。

（3）患者的心理状态、经济状况、家庭及社会支持情况。

（4）眼部评估:视力、眼压,有无眼睑内翻、外翻、倒睫、眼睑闭合不全、眼干燥症等。

（5）评估患者自理能力,制定合理护理措施。

（6）患者及家属是否得到有关角膜病及角膜移植手术相关知识的指导。

（二）护理措施

1.术前护理

（1）按内眼手术前护理常规。

（2）心理护理:术前向患者及家属介绍病情、手术目的、治疗效果、手术配合知识,解除思想顾虑、积极配合治疗。

（3）缩瞳:按医嘱术前 1 小时用 0.5％～1％毛果芸香碱缩瞳 2～3 次,瞳孔缩小可减少做角膜环钻植孔时损伤晶状体的危险性,也有利于做移植床时的中央定位,还有利于手术毕注气或注液以重建前房。

（4）降眼压:为使术中眼压稳定,术前要降低眼压,使手术过程不出现晶状体虹膜隔隆起。保证手术的顺利进行,术前充分降低眼压、软化眼球是穿透性角膜移植手术成功的关键之一。术前 30 分钟按医嘱静脉滴注 20％甘露醇或口服山梨醇,并观察药物的不良反应。

2.术后护理

（1）按内眼手术后护理常规。

（2）休息与活动:术后 3 天多闭眼静卧休息,减少眼球运动,避免头部用力及术眼碰伤,协助生活护理。

（3）饮食护理:术后半流质饮食 1 天,避免进食硬质食物,以免咀嚼肌过多运动影响切口愈合。

（4）病情观察:为促进角膜上皮愈合,术后绷带加压包扎,术后要观察术眼绷带有无松脱或过紧,敷料有无渗血;眼压观察:观察患者有无眼胀痛、头痛、恶心、呕吐,监测眼压变化;角膜移植片观察:观察移植片是否透明,切口对合情况,植片及缝线是否在位。

（5）用药护理。①按医嘱静脉滴注抗生素及糖皮质激素以预防感染及控制术后炎症反应。②上皮生长良好可解除术眼绷带,按医嘱滴抗生素及糖皮质激素滴眼液。③真菌感染者术后使用抗真菌药物,术后早期眼部用抗生素、抗真菌滴眼液、眼膏。④化脓性角膜溃疡术后虹膜反应较重，按医嘱给予散瞳，预防虹膜后粘连。⑤用药过程观察药物不良反应，眼部上药时动作轻柔，注意无菌操作，滴眼瓶口及眼膏软管口不能碰到角膜植片，因角膜知觉尚未恢复。

（6）出院指导。①用药指导：角膜移植术后出院按医嘱继续用药，指导患者掌握点眼方法。特别注意点眼时不能碰到角膜植片。两种以上滴眼液要交替使用，时间间隔 20 分钟以上，以保证药物在眼内的浓度。滴眼剂宜放阴凉避光处。②饮食指导：适当补充营养，增强机体抵抗力，多吃水果、藏菜，以保持大便通畅，少吃辛辣、油炸食物。避免喝酒及吸烟。③术眼保护：注意术眼卫生，术后角膜移植片知觉未恢复，不要揉擦眼部，外出要戴防护眼镜，避免碰伤术眼。不能游泳，防止感染，避免日晒、热敷，保护角膜移植片。术后 1 年内避免重体力劳动。最好全体 3 个月。④排斥反应的观察：角膜移植术后排斥反应表现为眼红、眼痛，突然视力下降，角膜移植片混浊。一旦发生应立即到医院就诊。⑤复诊指导：出院后 1 周回院复诊，以后的复诊时间及角膜缝线拆除时间根据病情而定。

第三节 白 内 障

一、年龄相关性白内障患者的护理

（一）概述

晶状体位于虹膜和玻璃体之间，以悬韧带与睫状体相连，是重要的一种屈光介质，它的透明性是维持良好光学质量的基础。

晶状体浑浊即称为白内障。年龄相关性白内障是最为常见的白内障类型，多见于 50 岁以上的中、老年人，随年龄增加其发病率升高。80 岁以上的老人，白内障的发生率为 100％。

（二）病因

晶状体处于眼内液体环境中，任何影响眼内环境的因素都可以直接或间接干扰晶状体的正常代谢而使晶状体浑浊，是多种因素综合作用的结果。

（1）晶状体老化后的退行性变。

（2）年龄、职业、性别、糖尿病、高血压是危险因素。

（3）紫外线辐射、营养状况。

（三）诊断要点

1.临床表现

主要表现为双眼视力逐渐下降。根据晶状体开始出现的部位，年龄相关性白内障分为3种类型：皮质性、核性、后囊下性，其中皮质性是最常见的类型。典型的皮质性白内障按其病变发展分为4期。

（1）初发期：在晶状体皮质中可发现空泡和水隙，从周边向中央扩大形成浑浊。早期浑浊并不影响视力，进展缓慢，散瞳易于发现。

（2）膨胀期或未成熟期：晶状体浑浊加重，皮质吸收水分而膨胀，晶状体体积增大，前房变浅。有闭角型青光眼体质的患者此时可诱发青光眼急性发作。散瞳应慎重，选用短效散瞳药。虹膜投影为此期特点。患者视力下降明显。

（3）成熟期：晶状体内水分溢出，肿胀消退，前房深度恢复正常。晶状体完全浑浊，视力可降至眼前手动或数指，眼底不能窥见。

（4）过熟期：如白内障未及时手术，则白内障进一步发展进入过熟期。此期可发生过敏性葡萄膜炎、晶状体溶解性青光眼、继发性青光眼。一旦发生葡萄膜炎和青光眼均需手术治疗。

核性白内障可出现晶状体性近视。后囊下白内障浑浊位于视轴上，早期出现明显的视力障碍。

2.辅助检查

（1）裂隙灯显微镜检查晶状体浑浊，眼底窥不进。

（2）眼部A/B超、OCT或视觉电生理检查排除其他眼部疾病。

（3）角膜曲率及眼轴长度检查，计算植入的人工晶状体度数。

（四）治疗

1.手术治疗

手术治疗是年龄相关性白内障最有效、最主要的治疗方法。

（1）手术时机：视力低于0.1以下者即可手术。也可根据手术条件及患者的主观要求，视力标准可相应调整。卫健委公布的白内障临床路径的手术标准是视力在0.5以下即可手术。

（2）手术方式：①白内障超声乳化吸出及人工晶状体植入术；②白内障囊外摘除及人工晶状体植入术。

2.药物治疗

疗效不确切。可用辅助营养类药物、抗氧化损伤药物、中医中药等。

（五）主要护理问题

1.焦虑/恐惧

对手术的恐惧，担心预后有关。

2.感知紊乱

与视力下降有关。

3.有外伤的危险

与年龄大、视力下降有关。

4.潜在并发症

出血、感染、人工晶状体移位、伤口裂开等。

5.知识缺乏

缺乏白内障的自我保健知识。

（六）护理目标

（1）患者焦虑/恐惧程度减轻，配合治疗及护理。

（2）视力得到提高。

（3）能配合采取防止意外发生的措施。

（4）术后未发生相关并发症，或并发症发生后能得到及时治疗与处理。

（5）患者能掌握白内障的相关保健知识及滴眼液方法。

（七）术前护理措施

1.心理护理

（1）解释白内障手术的必要性、手术方式、注意事项。

（2）鼓励患者表达自身感受和想法，采取针对性的心理干预措施。

2.生活护理

（1）主动巡视病房，为患者提供不能自理部分的帮助。

（2）将常用物品放在患者易于取放的位置，尽量定位放置。

3.安全管理

（1）结合患者的年龄、视力、肢体活动度、有无全身病等因素，评估患者的自理能力和安全状况。

（2）行安全指导，防跌倒和坠床。

（3）告知患者呼叫器的使用方法，有困难寻求帮助。

（4）睡觉时床挡保护，夜间休息时打开夜灯。

（5）下床前先坐床上休息5～10分钟再下床，如厕久蹲后拉好扶手。

（6）规范病室环境,活动空间不留障碍物。

4.眼部准备

（1）术前滴用抗生素眼液,可用泰利必妥眼液、左氧氟沙星眼液、妥布霉素眼液滴眼,每天 4 次。

（2）协助患者完成眼部检查:包括视力、眼压、角膜内皮细胞计数等,排除眼部炎症。如患有结膜炎、慢性泪囊炎,必须在炎症彻底治愈后方能手术。

（3）术前半小时用美多丽眼液散瞳。

（4）按医嘱术前半小时静脉快速滴注 20％甘露醇注射液。

5.术前常规准备

（1）训练患者固视,每天 1～2 次,每次 10～15 分钟。

（2）因术中无菌铺巾可导致部分患者出现憋气感,术前嘱咐患者用毛巾遮住口鼻提前感受手术过程,每次 10～15 分钟。

（3）协助完善相关术前检查:心电图、出凝血试验、生化、血常规等。

（4）术晨更换清洁患者服,排空大、小便。

（5）嘱咐患者取下眼镜、手表、活动性假牙、金属饰物等。

（6）术晨建立静脉通道。

（7）与手术室工作人员进行交接。

（八）术后护理措施

1.白内障术后护理常规

（1）伤口观察及护理:观察伤口有无渗血、渗液,若有应及时通知医师并更换敷料;保持敷料的清洁与干燥,如有污染及时更换。

（2）眼痛护理:①评估患者疼痛情况,了解疼痛的性质及程度,及时告知医师给予正确的处置;②疼痛较轻,随时间的延长而消失或缓解,多为手术刺激引起的眼痛,可安慰患者、给予解释,加强观察;③眼痛伴同侧头痛,患者感恶心、呕吐,要考虑眼压升高,及时给予降眼压处理;④眼痛如针扎样伴异物感、流泪,应检查角膜上皮有无损伤,可给予抗生素眼膏涂抹后包扎,24 小时角膜上皮即可修复;⑤眼痛剧烈伴分泌物、眼睑肿胀、结膜充血明显、前房 KP、AR,应高度考虑眼部感染,按医嘱积极予以抗感染治疗;⑥提供安静舒适的环境。

（3）基础护理:加强巡视,保持床单元卫生及患者的个人卫生。

（4）其他护理:饮食宜清淡、易消化,多食蔬菜及水果、富含蛋白质及维生素的食物;有糖尿病的患者进食糖尿病治疗饮食;高血压患者进食低盐、低脂的食物。

2.体位与活动

白内障术后不需要卧床休息,只要求患者在术后 4～6 小时取半坐卧位休息,可使术中脱落的色素细胞沉积在晶状体前囊的下方,能使患者获得更好的视觉质量。其他时间取侧卧或仰卧均可,也可床旁活动,但不能剧烈摇晃及摆动头部,防止人工晶状体移位。

3.健康宣教

(1)饮食:无特殊要求,普食即可,如有糖尿病和高血压,则进食糖尿病饮食和低盐、低脂饮食。

(2)活动:避免剧烈活动,适度即可,不要到人流拥挤的地方,避免术眼受伤。

(3)用药:按医嘱滴用激素眼液和抗生素眼液,滴药时间一般为 2～4 周,特殊情况遵医嘱。

(4)复查:术后第 1 周、半个月、1 个月、3 个月定期门诊随访,检查视力、伤口愈合情况、人工晶状体位置;如出现眼痛、视力下降应立即就医。术后 3 个月验光,佩戴阅读镜。

(九)特别关注

(1)术前固视训练。

(2)术后并发症的预防及处理。

二、代谢性白内障患者的护理

(一)概述

代谢性白内障中最常见的类型是糖尿病性白内障,以下内容均为介绍糖尿病性白内障。

糖尿病性白内障:糖尿病时血糖升高,进入晶状体内的葡萄糖增多,已糖激酶被饱和醛糖还原酶活化,将葡萄糖转化为山梨醇在晶状体内蓄积,细胞内渗透压升高,晶状体纤维吸水肿胀而浑浊。

(二)病因

糖尿病引起的代谢异常。

(三)诊断要点

1.临床表现

糖尿病性白内障分为两种类型:真性糖尿病性白内障,合并老年性皮质性白内障。

（1）真性糖尿病性白内障：多见于 1 型的青少年糖尿病患者。多为双眼发病，发展迅速，可在短时间内发展为完全性白内障。常伴有屈光改变。

（2）合并老年性皮质性白内障：临床表现与老年性皮质性白内障相似，只是发病更早，进展更快。此型较多见。

2.辅助检查

（1）裂隙灯显微镜检查晶状体浑浊，眼底窥不进。

（2）眼部 A/B 超、OCT 或视觉电生理检查排除其他眼部疾病。

（3）角膜曲率及眼轴长度检查，计算植入的人工晶状体度数。

（4）血糖、尿糖及酮体检测等。

3.健康史

有糖尿病患病史。

（四）治疗

1.手术治疗

在血糖稳定的情况下行手术治疗。

（1）手术时机：空腹血糖在 8 mmol/L 以下，餐后血糖在16 mmol/L 以下。

（2）手术方式：①白内障超声乳化吸出及人工晶状体植入术；②白内障囊外摘除及人工晶状体植入术。

2.控制血糖

积极治疗糖尿病。

（五）主要护理问题

1.感知紊乱

与晶状体浑浊引起的视力下降有关。

2.有外伤的危险

与视力下降有关。

3.潜在并发症

出血、感染、人工晶状体移位、伤口裂开等。

4.知识缺乏

缺乏白内障的自我保健知识及糖尿病治疗、护理的相关知识。

（六）护理目标

（1）患者视力得到提高。

（2）患者能配合采取防止意外发生的措施。

(3)术后未发生相关并发症,或并发症发生后能得到及时治疗与处理。

(4)患者能掌握白内障的相关保健知识及糖尿病相关治疗、护理知识。

(七)术前护理措施

1.心理护理

(1)解释白内障手术的必要性、手术方式、注意事项。

(2)鼓励患者表达自身感受和想法,采取针对性的心理干预措施。

(3)消除患者的紧张情绪,术前一天可按医嘱给予地西泮帮助睡眠,避免睡眠不好引起血糖波动。

2.生活护理

(1)主动巡视病房,为患者提供不能自理部分的帮助。

(2)将常用物品放在患者易于取放的位置,尽量定位放置。

(3)嘱患者进糖尿病饮食,并按医嘱予降糖药或注射胰岛素,控制血糖。

3.安全管理

(1)结合患者的实际情况,评估患者的自理能力和安全状况。

(2)行安全指导,防跌倒和坠床。

(3)做好环境介绍,使患者熟悉病房的各项设置。

(4)睡觉时床挡保护,夜间休息时打开地灯。

(5)下床前先坐床上休息 5～10 分钟再下床,如厕久蹲后拉好扶手。

(6)规范病室环境,活动空间不留障碍物。

4.眼部准备

(1)术前滴用抗生素眼液,可用泰利必妥眼液、左氧氟沙星眼液、妥布霉素眼液滴眼,每天 4 次。

(2)协助患者完成眼部检查:包括视力、眼压、角膜内皮细胞计数等,排除眼部炎症。如患有结膜炎、慢性泪囊炎,必须在炎症彻底治愈后方能手术。

(3)术前半小时用托品卡胺眼液散瞳。

(4)必要时按医嘱术前半小时静脉快速输注 20%甘露醇注射液。

5.术前常规准备

(1)训练患者固视,每天 1～2 次,每次 10～15 分钟。

(2)因术中无菌铺巾可导致部分患者出现憋气感,术前嘱咐患者用毛巾遮住口鼻提前感受手术过程,每次 10～15 分钟。

(3)协助完善相关术前检查:心电图、出凝血试验、生化、血常规等。

(4)每天监测晨空腹及三餐后两小时血糖。

（5）术晨更换清洁患者服,排空大、小便。

（6）嘱咐患者取下眼镜、手表、活动性假牙、金属饰物等。

（7）术晨建立静脉通道。

（8）与手术室工作人员进行交接。

（八）术后护理措施

1.白内障术后护理常规

（1）伤口观察及护理:①观察伤口有无渗血、渗液,若有应及时通知医师并更换敷料;②保持敷料的清洁与干燥,如有污染及时更换。

（2）眼痛护理:①评估患者疼痛情况,了解疼痛的性质及程度,及时告知医师给予正确的处置;②疼痛较轻,随时间的延长而消失或缓解,多为手术刺激引起的眼痛,可安慰患者、给予解释,加强观察;③眼痛伴同侧头痛,患者感恶心、呕吐,要考虑眼压升高,及时给予降眼压处理;④眼痛如针扎样伴异物感、流泪,应检查角膜上皮有无损伤,可给予抗生素眼膏涂抹后包扎,24 小时角膜上皮即可修复;⑤眼痛剧烈伴分泌物、眼睑肿胀、结膜充血明显、前房 KP、AR,应高度考虑眼部感染,按医嘱积极予以抗感染治疗;⑥提供安静舒适的环境。

（3）基础护理:加强巡视,保持床单元卫生及患者的个人卫生。

（4）饮食护理:嘱患者进糖尿病饮食,并多食富含粗纤维的低糖食品,保持排便通畅。

2.体位与活动

白内障术后不需要卧床休息,只要求患者在术后 4～6 小时取半坐卧位休息,可使术中脱落的色素细胞沉积在晶状体前囊的下方,能使患者获得更好的视觉质量。其他时间取侧卧或仰卧均可,也可床旁活动,但不能剧烈摇晃及摆动头部,防止人工晶状体移位。

3.健康宣教

糖尿病性白内障术后患者的健康宣教如下。

（1）饮食:嘱患者进糖尿病饮食,控制血糖,行糖尿病饮示指导。

（2）活动:避免剧烈活动,适度即可,不要到人流拥挤的地方,避免术眼受伤。

（3）用药:按医嘱滴用激素眼液和抗生素眼液,滴药时间一般为 2～4 周,特殊情况遵医嘱。

（4）复查:术后第 1 周、半个月、1 个月、3 个月定期门诊随访,检查视力、伤口愈合情况、人工晶状体位置;如出现眼痛、视力下降应立即就医。术后 3 个月验光,佩戴阅读镜。

(5)控制血糖:嘱患者监测血糖,按医嘱服用降糖药或注射胰岛素,定期到内分泌科就诊。

(九)特别关注

(1)糖尿病饮示指导。

(2)手术前后血糖的控制。

三、后发性白内障患者的护理

(一)概述

白内障囊外摘除(包括超声乳化摘除)术后或晶状体外伤后,残留的皮质或晶状体上皮细胞增生,形成浑浊,称为后发性白内障,白内障术后发生的又称后囊膜浑浊。

后发性白内障是白内障囊外摘除术后最常见的并发症,成人术后发生率为30%～50%,儿童发生率为100%。随着白内障囊外摘除术的开展,后发性白内障已成为影响白内障患者术后视力恢复的重要原因。

(二)病因

白内障术后或晶状体外伤后,残留的皮质或晶状体上皮细胞增生,形成浑浊。

(三)病理

组织病理学已证实残留的前囊膜或赤道部晶状体上皮细胞增生、向后囊移行并化生是后发性白内障发生的主要原因,多种生长因子、细胞外基质以及细胞凋亡是目前已知的主要分子生物机制。

(四)诊断要点

1.临床表现

后发性白内障的主要症状是白内障术后视力下降。

2.辅助检查

裂隙灯显微镜检查、眼部 A/B 超、OCT 等。

(五)治疗

后发性白内障最有效的治疗方法为后囊膜切开,包括手术或应用 Nd:YAG 激光切开,具有立竿见影的效果。

(六)主要护理问题

1.焦虑

与再次治疗的忧虑及担心预后有关。

2.知识缺乏

与缺乏后发性白内障相关知识有关。

(七)护理目标

(1)患者焦虑程度减轻,能配合治疗及护理。

(2)患者能掌握后发性白内障治疗、护理的相关知识。

(八)护理措施

(1)激光治疗前30分钟应充分散大瞳孔。

(2)行激光治疗时密切配合,头部固定,治疗眼固视。

第四节　青　光　眼

一、原发性青光眼患者的护理

(一)闭角型青光眼患者的护理

1.概述

闭角型青光眼是由于周边虹膜堵塞了前房角或与小梁网发生了永久性粘连,房水流出受阻,导致眼压升高的一类青光眼。本病与遗传有关,可双眼同时或先后发病。多见于女性,发病率为男性的2～4倍,40岁以上的发病率为1%～2%。原发性闭角型青光眼根据眼压是骤然发生或是逐渐发展,可分为急性闭角型青光眼和慢性闭角型青光眼。急性闭角型青光眼起病急、症状明显、对视功能影响大。

2.病因和发病机制

病因及发病机制不太明确。目前认为与眼球异常的解剖结构和促发因素存在有关。

(1)解剖因素:特征性的眼部解剖结构包括眼轴短、前房浅、房角窄、晶状体较厚及位置靠前等。发病机制是周边部的虹膜机械性地堵塞了房角,阻断了房水的出路而致眼压升高。小梁和 Schlemm 管等房水排出系统一般是正常的。

(2)促发因素:情绪激动、长时间阅读、近距离工作、在暗处停留时间长、过度劳累、局部或全身使用抗胆碱类药物,使瞳孔散大,使房水流经小梁网的阻力增加,同时松弛的虹膜堵塞房角,从而诱发青光眼急性发作。

3.诊断要点

(1)临床表现:典型的急性闭角型青光眼有以下几个不同的临床阶段。

临床前期:当一眼曾有急性发作而被确诊,另眼虽无发作史,但具有浅前房和窄房角等解剖特点,即可诊断临床前期;有急性闭角型青光眼家族史、浅前房和窄房角的眼睛,没有青光眼发作史但激发试验阳性者均属临床前期。

前驱期(先兆期):患者有轻度眼痛,视力减退,虹视并伴有轻度同侧偏头痛,鼻根和眼眶部酸痛和恶心。眼部检查可有轻度睫状充血、角膜透明度稍减退、前房稍变浅、瞳孔略开大和眼压轻度增高。上述症状多发生于疲劳或情绪波动后,常于傍晚或夜间瞳孔散大的情况下发作,经睡眠或到光亮处,瞳孔缩小,症状常可自行缓解。发作持续时间一般短暂而间隔时间较长,通常在1~2小时或数小时后,症状可完全消退。

急性发作期:起病急,房角大部或全部关闭,眼压突然升高。患者有剧烈眼痛,视力极度下降及同侧偏头痛,甚至有恶心、呕吐、体温增高和脉搏加速等。球结膜呈睫状充血或混合性充血,并有结膜水肿。前房极窄,或完全消失。由于高眼压使瞳孔括约肌麻痹而使瞳孔中度开大,呈竖椭圆形。晶状体前囊下可出现灰白色点状、条状和斑块状浑浊,称为青光眼斑。眼压明显升高,多在 6.7 kPa（50 mmHg）以上,高者可达 10.7 kPa（80 mmHg）。角膜上皮水肿,呈雾状或毛玻璃状。房角关闭,如急性发作持续时间不长,眼压下降后房角尚可重新开放,或有限局性粘连,如持续时间长,则形成永久性房角粘连。

青光眼急性发作的“三联征”是指虹膜扇形萎缩、角膜后壁和晶状体前囊的色素沉着以及晶状体的青光眼斑,这是青光眼急性发作后的标志。

急性发作后大多数病例症状部分缓解而进入慢性期。有些病例症状完全缓解而进入间歇期。少数病例急性发作严重,眼压极高,而又未能及时控制,可于数天内失明。

间歇期:青光眼急性发作后,经药物治疗或自然缓解,房角重新开放,眼压和房水流畅系数恢复正常,使病情得到暂时的缓解,称为间歇期。在间歇期检查,除前房浅、房角窄以外,无任何其他阳性所见。只能根据病史及激发试验来确定诊断。

慢性期:是急性发作期症状没有全部缓解迁延而来,常因房角关闭过久,周边部虹膜与小梁发生了永久性粘连。当房角圆周1/2～2/3发生粘连时,房水排出仍然受阻,眼压则继续升高。慢性期的早期视盘尚正常,当病情发展到一定阶段时,视盘逐渐出现病理性陷凹和萎缩,视野可出现类似单纯性青光眼的改变,最后完全失明而进入绝对期。

绝对期:视力完全丧失。由于长期高眼压,患者已能耐受,故自觉症状常不明显,仅有轻度眼胀、头痛,但有些病例尚有明显症状。绝对期青光眼的晚期由于整个眼球变性。睫状体的功能减退,眼压可低于正常,最后眼球萎缩。由于这种眼球的抵抗力较低,常发生角膜溃疡,甚至发展为全眼球炎,最终形成眼球痨。

(2)辅助检查:①裂隙灯检查前房深度和房角形态;②眼压测量;③视野检查;④行超声生物显微镜检查。

4.治疗

急性闭角型青光眼的主要治疗原则是积极抢救,尽快使房角开放,降低眼压,减少组织损害,挽救视力,以免房角发生永久性粘连。首先用药物降低眼压,待眼压恢复正常后,可考虑手术治疗。

(1)药物治疗。①缩瞳剂:通过兴奋瞳孔括约肌,使瞳孔缩小,虹膜张力增加,解除虹膜对周边房角的堵塞,开放房角,从而降低眼压。常用1%毛果芸香碱液或真瑞,每5～10分钟一次,根据病情决定持续用药时间,加用倍他根等。②碳酸酐酶抑制剂:通过减少房水生成降低眼压,常用乙酰唑胺0.5 g口服,首剂加倍。③高渗剂:可在短期内提高血浆渗透压,使玻璃体脱水,眼球组织容积减少,从而眼压降低。可用20%甘露醇7 mL/kg静脉快速滴注。④β受体阻滞剂:可减少房水的生成,对房角形态没有影响。代表药物有0.5%噻吗洛尔、0.25%倍他洛尔等。

(2)辅助治疗:全身症状重者可给予止吐、镇静和安眠药物。

(3)视神经保护性治疗:青光眼的治疗除了降低眼压,还应重视对视神经的保护性治疗。可使用钙离子通道阻滞剂、抗氧化剂等。

(4)手术治疗:药物只能暂时控制眼压,一旦诱发因素存在,又可能导致青光眼急性发展。急性闭角型青光眼应以手术治疗为主。①滤过性手术:主要是小梁切除术,即人为地开创一条滤过通道,将房水引流到巩膜瓣和结膜瓣下,以缓解升高的眼压。②预防性手术:针对临床前期、未发生房角粘连的青光眼可行预防性手术,即虹膜周边切除术,可采用激光和手术。主要目的是沟通前、后房,平衡前、后房的压力,解除瞳孔阻滞。③青光眼阀门植入术:对于难治性青光眼可植入青光眼引流装置。

5.主要护理问题

(1)头痛、眼痛:与高眼压有关。

(2)焦虑/恐惧:对手术的恐惧,担心预后有关。

(3)感知紊乱:与视力下降有关。

(4)睡眠形态改变:与舒适的改变有关。

(5)有外伤的危险:与年龄大、视力下降有关。

(6)知识缺乏:缺乏青光眼的自我保健知识。

6.护理目标

(1)患者疼痛程度减轻。

(2)患者焦虑/恐惧程度减轻,配合治疗及护理。

(3)能配合采取防止意外发生的措施。

(4)患者能掌握青光眼的相关保健知识及滴眼液方法。

7.术前护理措施

(1)心理护理:青光眼属于心因性疾病,情绪因素可作为疾病的诱因存在。不良的情绪可诱发青光眼的急性发作,反之,疾病发生后的临床表现有可加重患者的不良情绪,形成"恶性循环"。应告知患者不良情绪对疾病的影响,注意控制和调节情绪,保持良好的心理状态。

(2)药物护理。①碳酸酐酶抑制剂:宜在饭后半小时服用,减少胃肠道反应,注意观察药物的不良反应,如口唇、四肢发麻现象、肾绞痛等。②缩瞳剂:滴药后注意观察瞳孔的大小及角膜水肿情况,滴完眼液后压迫内眦部3～5分钟,防止全身中毒反应。③高渗脱水剂:20%甘露醇静脉滴注,(1～2)g/kg体重或7 mL/kg体重。建立静脉通道,快速滴注,250 mL液体在30分钟内输完。注意观察药物的不良反应,观察心率、电解质等。④其他药物:镇静药如氯丙嗪、甲丙氨酯等。药物不良反应有直立性低血压,应加强巡视和观察,嘱咐患者夜间勿下床,防止跌伤。

(3)避免促发因素:①嘱咐患者短时间内不要大量饮水,一次饮水量不超过300 mL,可少量多次饮水;②保持充足的睡眠,避免情绪激动;③避免饮用兴奋性饮料,如咖啡、浓茶等;④嘱咐患者不在暗室内长时间停留;⑤取仰卧位或侧卧位休息,禁止俯卧位休息。

8.术后护理措施

(1)青光眼术后护理常规。①伤口观察及护理:观察伤口有无渗血、渗液,若有应及时通知医师并更换敷料;保持敷料的清洁与干燥,如有污染及时更换;观察前房的深度和形态。②眼痛护理:评估患者疼痛情况,了解疼痛的性质及程度,及时告知医师给予正确的处置。眼痛伴同侧头痛,患者感恶心、呕吐,要考虑眼压升高,及时给予降眼压处理。③基础护理:加强巡视,保持床单元卫生及患者的个人卫生。④其他护理:饮食宜清淡、易消化,多食蔬菜及水果,不宜烟酒和辛辣刺激性的食物。

(2)体位与活动:青光眼术后不需要卧床休息,可适当下床活动,勿碰伤术眼即可,睡眠取侧卧或仰卧均可。

(3)健康宣教:青光眼术后患者的出院宣教如下。①饮食:无特殊要求,普食即可,如有糖尿病和高血压,则进食糖尿病饮食和低盐、低脂饮食。②活动:避免剧烈活动,适度即可。③情绪:保持情绪稳定,避免大喜大悲。④用药:小梁切除术后按医嘱滴用抗生素和散瞳眼液,防止术眼感染和恶性青光眼的发生。⑤复查:青光眼术后应终身复查。术后第1周、半个月、1个月、3个月定期门诊随访,以后视病情而定。主要检查视力、眼压、眼底、视野等。

9.并发症的处理及护理(表3-1)

表 3-1　并发症的处理及护理

常见并发症	临床表现	处理
恶性青光眼	视力下降	局部滴用睫状肌麻痹剂:松弛睫状肌,提高晶状体悬韧带的张力,使晶状体后移。常用1%阿托品眼液散瞳,夜间用眼膏
	眼痛、头痛、恶心呕吐	降眼压药物:静脉输注甘露醇溶液和减少房水生成的药物
	眼压升高	皮质类固醇抗感染治疗:减少组织水肿和炎症反应,可局部和全身应用
前房积血	视力下降	半坐卧位,限制运动。必要时双眼包扎,利于积血吸收和减少再次出血
	眼痛	全身使用止血药必要时手术清除血块

10.特别关注

(1)避免促发因素,防止青光眼的发作。

(2)术后散瞳剂的使用。

(3)眼球按摩的正确方法,促进房水滤过。

（二）原发性开角型青光眼患者的护理

1.概述

原发性开角型青光眼又称慢性开角型青光眼、慢性单纯性青光眼等。这一类青光眼有以下特征：①两眼中至少一只眼的眼压持续大于等于 2.8 kPa（21 mmHg）；②房角是开放的，具有正常外观，且没有与眼压升高相关的病因、无眼部或全身其他异常；③存在典型的青光眼性视神经乳头和视野损害。这一型青光眼病情进展极为缓慢，且无明显症状，故不易早期发现。个别患者甚至双眼视野已呈管型或一眼已失明方来就医，所以必须对这种眼病提高警惕，以便早期发现，及时治疗。

2.病因和病理

单纯性青光眼的眼压升高是由于房水排出通道的病变，使房水排出阻力增加所致。阻力的部位主要在于小梁网。病理检查可见小梁变性、硬化和内皮细胞增生，Schlemm 管和外集液管阻塞。电镜检查发现小梁的基底膜增厚并有玻璃样变性，使小梁板变厚达正常人的 2 倍，因而使小梁孔变小。有人认为血管神经和大脑中枢对眼压的调节失调也可使房水排出阻力增加。总之，单纯性青光眼的病因比较复杂，其发病机制目前尚不确切。

3.诊断要点

（1）临床表现。①症状：单纯性青光眼为双眼疾病，发病隐蔽、进展缓慢。早期一般没有任何症状。当病变进展到一定程度时，可有轻度眼胀、视力疲劳和头痛。中心视力一般不受影响，而视野逐渐缩小。②眼部体征：在发病早期眼前部可无任何改变，球结膜不充血，前房深度正常。晚期眼压升高时可有角膜水肿，瞳孔稍开大，对光反应迟缓。③眼压：主要表现为眼压不稳定，眼压波动幅度大，眼压可有昼夜波动和季节波动。随着病情发展，眼压水平逐步升高，一般在8.0 kPa（60 mmHg）以下。④视功能：视功能的改变是青光眼诊断和病情评估的重要指标之一。青光眼的视功能改变主要为视野缺损。中心视野的损害是早期出现旁中心暗点和鼻侧阶梯，随着病情进展，旁中心暗点扩大，多个暗点融合形成弓形暗点。在中心视野损害的同时，周边视野也出现变化。通常是鼻侧周边缩小，从鼻上方开始，然后是鼻下方，最后是颞侧，与鼻侧缺损共同形成向心性缩小，最后可仅剩1°～5°的一小块视野，称管状视野。

（2）辅助检查。①眼底检查：主要是视盘的形态学改变。②房角检查：开角型青光眼的房角较宽，眼压升高时并不关闭。

4.治疗

治疗的目的是尽可能阻止青光眼的病情进展,减少视网膜神经节细胞的丧失,保持视功能。单纯性青光眼原则上以药物治疗为主,药物不能控制眼压或视盘和视野损害继续进展时,则应考虑手术。

(1)药物降眼压治疗:①拟胆碱作用药物,常用毛果芸香碱;②β肾上腺素受体激动剂,常用肾上腺素及其前体药地匹福林;③β肾上腺素受体阻滞剂,是最常用的降眼压药物,有噻吗洛尔、倍他洛尔、卡替洛尔等;④碳酸酐酶抑制剂,主要是布林佐胺和尼莫克司;⑤前列腺素衍生物,拉坦前列素和曲伏前列素;⑥高渗脱水剂,常用药物是20%甘露醇。

(2)激光降眼压治疗。

(3)手术降眼压治疗:最常用的是滤过性手术,包括小梁切除术、非穿透性小梁手术等。

(4)视神经保护性治疗。

5.主要护理问题

(1)焦虑/恐惧:对手术的恐惧,担心预后有关。

(2)感知紊乱:与视力下降和视野损害有关。

(3)知识缺乏:缺乏青光眼的自我保健知识。

6.护理目标

(1)患者焦虑/恐惧程度减轻,配合治疗及护理。

(2)视力或视野不再下降或损害。

(3)患者获取青光眼的相关保健及护理知识。

7.护理措施

(1)病情观察:密切观察眼压的变化,注意观察前房滤过泡的情况,在医师的指导下行眼球按摩,促进房水滤过。如有眼部不适,及时处理。

(2)基础护理:青光眼因视力下降和视野损害,应加强巡视,提供帮助;加强安全宣教,防跌伤和碰伤;常用物品定点放置,便于取放。

(3)健康指导:讲解疾病知识及用药知识,提高患者的依从性;有支气管哮喘或心动过缓的患者禁用噻吗洛尔眼液;告知患者坚持门诊复查的重要性。

(4)其他护理:饮食宜清淡、易消化,多食蔬菜及水果,不宜烟酒和辛辣刺激性的食物。

二、继发性青光眼患者的护理

（一）概述

继发性青光眼是以眼压升高为特征的眼部综合征群，由其他眼病所引起，占全部青光眼的 20%～40%，多为单眼。由于原发眼病的不同，临床表现亦各异。应针对原发病进行治疗，同时用药控制眼压，必要时施行手术治疗。

（二）病因

1.皮质类固醇青光眼

简称激素性青光眼。局部或全身长期应用皮质类固醇可引起眼压升高。皮质类固醇引起的眼压升高是可逆的，停药后可恢复正常，约 20% 可出现青光眼性视野改变，停药后可消失。地塞米松、倍他米松、泼尼松龙局部应用较易引起眼压升高，而可的松则较少发生。局部用药较全身用药引起反应的多见。单眼用药眼压升高明显者，其不用药的对侧眼也可有轻度眼压升高。开角青光眼患者在用降眼压药物的同时如果应用皮质类固醇，仍可引起眼压升高，其幅度与是否应用降压药物无关，其临床表现与开角型青光眼相似，但有自愈倾向。

2.钝挫伤青光眼

钝挫伤引起前房积血或房角后退时可导致继发性青光眼。前房少量积血，一般在数天内即可吸收；当出血量多，尤其是反复继发出血时，常引起继发性青光眼，可并发角膜血染。

3.恶性青光眼

又称睫状环阻塞性青光眼。本病的特点是在抗青光眼手术后，前房极度变浅或完全消失，眼压升高，用一般的抗青光眼药物或手术治疗均无效，如处理不当，常可导致失明。本病为双眼病，一眼发生后，另一眼做滤过手术后，甚或在滴用缩瞳剂后也可引起恶性青光眼。

4.新生血管性青光眼

新生血管性青光眼是由于眼部或全身性疾病而引起的虹膜新生血管形成，最后导致继发性闭角型青光眼。虹膜新生血管形成，最常见的有视网膜中央静脉阻塞、糖尿病性视网膜病变，各占 30% 以上；其次为慢性动脉阻塞、视网膜中央动脉阻塞、视网膜脱离、葡萄膜炎、恶性黑色素瘤等。多数学者认为，这些眼病及全身疾病均可引起视网膜内层缺氧，而产生一种"血管形成因子"，向前段扩散，刺激虹膜产生纤维血管膜，并向房角延伸，附着于小梁表面，影响房水排出致使眼压升高,当纤维血管膜收缩时可向前牵拉虹膜,发生周边前粘连,使房角关闭。

5.青光眼睫状体炎综合征

青光眼睫状体炎综合征简称青睫综合征,是一种反复发作的单眼青光眼合并睫状体炎。多发生于青壮年。患者多为单眼受累,少数患者出现双眼受累,但表现可不同步。根据临床和实验研究,眼压升高是由于房水生成增多和房水流畅系数降低所致。单眼发病且是同一眼反复发作,偶有双眼受累。发作性眼压升高,间隔时间可数周至1～2年。高眼压持续时间一般1～14天,可自行恢复,少数延续一个月。发作时无自觉症状,仅有轻度不适,视力一般正常,如角膜水肿则视物模糊。发作期间瞳孔略大,对光反应存在,无虹膜后粘连。每次发作时呈轻度睫状体炎常在高眼压发作后3日内出现,房水有少数细胞浮游,房水闪光常呈阴性。角膜后壁沉着物常在发作后3日内出现,为灰白色、细小或大而扁平,呈羊脂状,一般不超过25个,集于角膜下方1/3处或隐伏在房角小梁网上。眼压恢复正常后数天至一个月内消失。玻璃体内无炎性细胞。高眼压状态下前房角开放,无周边虹膜前粘连。一般眼底无明显损害,合并原发性开角型青光眼时可出现青光眼性视神经及视野的损害。

6.晶状体源性青光眼

(1)白内障膨胀期继发性青光眼:晶状体膨胀所致青光眼即膨胀期白内障所引起的青光眼,是指老年性白内障的膨胀期或晶状体外伤后混浊肿胀时发生的青光眼。晶状体膨胀,前后径增大,前房变浅,虹膜瞳孔缘与晶状体前囊膜之间的间隙狭窄,房水经过瞳孔区受限,可发生完全性瞳孔阻滞,后房压力升高,虹膜膨隆并与小梁网接触,发生房角阻滞,引起眼压升高。

晶状体膨胀所致青光眼的临床表现与原发性急性闭角型青光眼合并白内障相似,眼压升高,球结膜混合性充血,角膜水肿,前房极浅,瞳孔散大固定,晶状体混浊、膨胀。房角镜检查可发现不同程度的房角关闭。如病程较长,眼压高可发生永久性房角关闭。多为单眼发病,有长期视力减退病史,晶状体混浊及有水裂现象等特点。双眼的前房深度、房角宽度不对称。由眼外伤引起的眼压高有明显外伤史,并出现白内障,晶状体囊膜破裂,吸收房水后发生混浊肿胀。

(2)晶状体脱位继发性青光眼:因晶状体脱位引起眼压升高所导致的青光眼称为晶状体脱位继发性青光眼。晶状体半脱位和全脱位的患者45%～83%发生继发性青光眼。晶状体脱入前房时青光眼发生率为78%～93%。晶状体脱位继发青光眼发病机制复杂：①晶状体与虹膜、玻璃体的相对位置发生改变，前移产生瞳孔阻滞，阻塞房水引流通道；②脱位的晶状体对睫状体产生摩擦刺激，使房水生成增多；③脱入前房的晶状体直接阻塞房角或向后压迫虹膜产生瞳孔阻滞，周边部虹膜向前使房角关闭，眼压升高；④晶状体完全脱位于玻璃体腔，玻璃体疝入前房形成瞳孔阻滞，继发眼压升高。

（3）晶状体溶解性青光眼：出现在成熟期或过熟期白内障时，因经晶状体囊膜漏出的晶状体蛋白质引起的炎性青光眼，称晶状体溶解性青光眼或晶状体蛋白性青光眼，系一种继发性开角型青光眼。可溶性晶状体蛋白质从过熟期白内障的晶状体囊膜漏出，严重阻塞房水引流为其主要的发病机制。而巨噬细胞在晶状体溶解性青光眼中的作用，主要为清除前房内的晶状体物质及清除房水引流道中的蛋白质，在眼压升高中不起主要作用。

（三）防治

1.激素性青光眼

（1）首先应注意勿滥用皮质类固醇。

（2）必要时应密切观察眼压，如眼压升高，应及时停药或改用仅有抗炎作用而不引起眼压升高的皮质类固醇。

（3）经药物控制满意的开角型青光眼，在使用皮质类固醇的过程中而眼压升高时，切勿轻易决定手术，应考虑到皮质类固醇的作用，首先停用皮质类固醇，调整和增加抗青光眼药物，一般多能控制眼压。

2.钝挫伤青光眼

（1）前房积血所致青光眼应促进积血吸收，防止继发出血。

（2）局部和全身使用降眼压的药物。

（3）必要时行前房冲洗术，清除积血。

3.恶性青光眼

（1）睫状肌麻痹剂：是最重要的治疗措施。常用1%阿托品眼液，每天4～5次，夜间加用阿托品眼膏。

（2）降眼压药物：高渗脱水剂或抑制房水生成的药物，使玻璃体脱水，眼压降低。

（3）糖皮质激素：主要是抗感染治疗，减少组织水肿和减轻炎症反应，促进睫状环阻滞的解除。

（4）必要时手术治疗。

4.新生血管性青光眼

常规抗青光眼药物均难以控制眼压,且缩睡药可使充血及疼痛加重,睫状肌麻痹及皮质类激素仅能减轻炎症和减少疼痛。在病程第 1 阶段及第 2 阶段早期可采用全视网膜光凝术及房角光凝。第 3 阶段可采用睫状体冷冻术降低眼压,但效果不肯定,且患者痛苦较大。

5.青光眼睫状体炎综合征

青光眼睫状体炎综合征是一种自限性眼病,在发作期间局部应用皮质类固醇,可控制炎症发展。高眼压需要口服碳酸酐酶抑制剂。服用非甾体类药物可以抑制前列腺素的生物合成,对治疗本病可达到部分降压效果。药物治疗不能预防本病的复发,避免皮质类固醇药物长期使用,以免皮质类固醇性青光眼。手术治疗不能阻止青光眼睫状体炎综合征的复发。但应长期严密观察,合并开角型青光眼,眼压持续升高,出现视功能损害,应考虑手术治疗。

6.晶状体源性青光眼

(1)白内障膨胀期继发性青光眼:①药物治疗,β 受体阻滞剂、碳酸酐酶抑制剂及高渗剂等,控制眼压,为手术治疗创造条件。②手术治疗,眼压控制在正常水平后 48 小时,再进行手术的效果较好。膨胀期白内障继发青光眼的手术治疗,应根据晶状体混浊程度、病程长短、眼压控制情况、房角的改变以及对视力的要求等,分别采用单纯白内障摘除术或白内障青光眼联合手术,联合植入人工晶状体。

(2)晶状体脱位继发性青光眼:晶状体脱位原因及病情不同,应根据具体情况做不同处理。如晶状体脱入前房继发青光眼,尽快手术摘除晶状体,视具体情况决定是否行晶状体悬吊和联合青光眼手术。晶状体完全脱位进入玻璃体时,如无不良反应,可密切观察。合并有眼压升高或引起炎症反应者,应尽早摘除晶状体。晶状体半脱位继发眼压升高时,可先保守治疗。

(3)晶状体溶解性青光眼:晶状体溶解性青光眼发病急剧应积极抢救治疗,全身应用高渗剂和碳酸酐酶抑制剂。如药物治疗无效,可考虑行前房穿刺术以缓解症状。眼压及炎症控制后,即可进行白内障摘除术,需彻底冲洗前房内残存的晶状体皮质。病程较长考虑小梁网功能受损,可联合行小梁切除术或引流阀植入术。

(四)主要护理问题

1.眼痛伴头痛

与眼压升高有关。

2.焦虑

担心疾病的预后以及机体不适有关。

3.感知改变

与眼压升高、视力下降有关。

4.知识缺乏

缺乏青光眼的用药与护理知识。

(五)护理目标

(1)眼痛、头痛症状减轻或消失。

(2)焦虑心理解除。

(3)保持现有视力。

(4)获得疾病护理知识。

(六)护理措施

(1)关注患者的心理状况和心理反应,积极进行心理疏导,保持情绪稳定。

(2)前房积血导致的继发性青光眼,应限制患者活动,半卧位或坐位休息,必要时双眼包扎。

(3)注意观察药物的不良反应,长时间使用降眼压的药物,注意观察电解质情况,及时补充电解质。

三、先天性青光眼患者的护理

(一)概述

先天性青光眼是由于胎儿时期前房角组织发育异常而引起。婴幼儿型青光眼约有 60% 在出生后 6 个月内,80% 在 1 岁以内出现症状,其余在 1～6 岁时显示出来,常为双侧性。因婴儿眼球壁软弱易受压力的作用而扩张,致使整个眼球不断增大,故又名水眼。

(二)病因

(1)单纯的小梁发育不良。

(2)虹膜小梁网发育不良。

（3）角膜小梁发育不良。

（三）诊断要点

（1）临床表现：①婴幼儿型青光眼，畏光、流泪和眼睑痉挛是最主要的症状。这些症状在角膜发雾、眼球变大前数周即出现，是由于角膜水肿，感觉神经末梢受刺激所致。随着病情发展，会逐渐出现角膜水肿、角膜扩大、前房变深、眼压升高、视盘陷凹及萎缩等。晚期角膜浑浊，虹膜震颤，眼球受压力的作用而扩张，致使眼球不断增大，这种大眼球易受外伤，可发生前房积血甚至眼球破裂。②青少年型青光眼，一般在3岁后高眼压不使眼球再扩大。目前国内暂时将30岁以下发病而不引起眼球扩大的青光眼定为青少年型。临床过程与慢性单纯性青光眼相似，但眼压变化较大，有时可迅速升高，合并虹视。因高眼压使眼轴加长，故高眼压可加重近视。

（2）对疑有青光眼的儿童进行常规眼科检查及必要的特殊检查。

（3）儿童宜在安静状态下或全麻下检查。

（4）检查时应与大角膜、外伤性角膜水肿和高度近视眼相鉴别。

（四）治疗

先天性青光眼的药物疗效多不满意。一经确诊应及早施行手术。

（五）主要护理问题

1. 感知改变

与视力下降有关。

2. 家庭应对无效

与家庭成员缺乏疾病护理知识有关。

3. 自理能力缺陷

与年幼、视力障碍有关。

（六）护理目标

（1）保持现有视力。

（2）家属能获取疾病护理知识。

（3）在护理人员或家属的协助下，能完成日常生活。

（七）护理措施

（1）观察病情变化，尤其是眼压的变化。

（2）加强安全宣教，防止患儿碰伤眼球或用手揉搓眼球。

（3）患儿年幼，对治疗的合作性差，滴药时应固定患儿头部，保证用药的准确性。

(八)特别关注

小梁切除术后眼球按摩的正确方法：小梁切除术是将房水引流至巩膜隧道来降低眼压而达到治疗青光眼的目的。术后失败的主要原因是手术滤泡的纤维化和瘢痕形成。眼球按摩是促进滤过、降低眼压的重要措施。眼球按摩是用手指压在手术眼上使眼内压的压力升高，房水从滤过道的排除增多。要求护士掌握正确的操作方法：按摩位置局限在滤过泡周围或在滤过泡的相反方向，拇指2/3固定在眼眶上，1/3在眼睑上，嘱患者眼球下转或用示指按压眼球，嘱患者眼球向上看，力度由轻到重，轻按后有滤过泡隆起时停留数秒后再放开，放开后有间歇，2次/天，每次3～5遍。眼球按摩有效的标准是滤过泡隆起和眼压降低。由于术后按摩使滤过口有较多的房水冲洗，则滤过口不容易被渗出物堵塞。因此，眼球按摩有利于功能性滤过泡形成和理想的眼压控制，可减少巩膜瘢痕及调节房水通过量，促进功能性滤过泡形成，提高手术成功率。

第四章 神经科护理

第一节 蛛网膜下腔出血

一、概述

(一)概念和特点

蛛网膜下腔出血(SAH)指各种原因致脑底部或脑表面的血管破裂,血液直接流入蛛网膜下腔引起的一种临床综合征,又称为原发性蛛网膜下腔出血。还可见因脑实质内,脑室出血,硬膜外或硬膜下血管破裂,血液穿破脑组织流入蛛网膜下腔,称为继发性蛛网膜下腔出血。约占急性脑卒中的10%,是一种非常严重的常见疾病。

(二)相关病理生理

血液进入蛛网膜下腔后、血性脑脊液刺激血管、脑膜和神经根等脑组织,引起无菌性脑膜炎反应。脑表面常有薄层凝块掩盖,其中有时可找到破裂的动脉瘤或血管。随时间推移,大量红细胞开始溶解,释放出含铁血黄素,使软脑膜呈现锈色关有不同程度的粘连。如脑沟中的红细胞溶解,蛛网膜绒毛细胞间小沟再开道,则脑脊液的回吸收可以恢复。

(三)病因和诱因

凡能引起脑出血的病因都能引起本病,但以颅内动脉瘤、动静脉畸形、高血压动脉硬化症、脑底异常血管网和血液病等为最常见。本病多在情绪激动或过度用力时发病(如排便)。

(四)临床表现

突然发生的剧烈头痛、恶心、呕吐和脑膜刺激征,以颈项强直最为典型,伴或不伴局灶体征。部分患者，尤其是老年患者头痛、脑膜刺激征等临床表现常不典型，而精神症状较明显。

原发性中脑出血的患者症状较轻，CT表现为中脑或脑桥周围脑池积血，血管造影未发现动脉瘤或其他异常，一般不发生再出血或迟发型血管痉挛等情况，临床预后良好。

（五）辅助检查

1.头颅影像学检查

（1）CT：是诊断SAH的首选方法，CT显示蛛网膜下腔内高密度影可以确诊SAH。

（2）MRI：当病后数天CT的敏感性降低时，MRI可发挥较大作用。4天后T_1像能清楚地显示外渗的血液，血液高信号可持续至少2周，在FLAIR像则持续更长时间。因此，当病后1～2周，CT不能提供蛛网膜下腔出血的证据时，MRI可作为诊断蛛网膜下腔出血和了解破裂动脉瘤部位的一种重要方法。

2.脑脊液（CSF）检查

CSF也是诊断SAH的重要方法。

3.脑血管影像学检查

（1）脑血管数字减影（DSA）：是诊断颅内动脉瘤最有价值的方法，阳性率达95％，可以清楚显示动脉瘤的位置、大小、与载瘤动脉的关系、有无血管痉挛等，血管畸形和烟雾病也能清楚显示。但以出血3天内或3～4周后进行为宜。

（2）CT血管成像（CTA）和MR血管成像（MRA）：CTA和MRA是无创性的脑血管显影方法，但敏感性、准确性不如DSA。主要用于动脉瘤患者的随访以及急性期不能耐受DSA检查的患者。

（3）其他：经颅超声多普勒（TCD）。

4.实验室检查

血常规、凝血功能、肝功能及免疫学检查有助于寻找出血的其他原因。

（六）治疗原则

制止继续出血，防止血管痉挛及复发，以降低病死率。

二、护理措施

（一）一般护理

绝对卧床休息，卧床时间应在4周以上，尽量减少搬动，减少人员探视，避免精神刺激,亲属探望过多,会引起情绪激动,身体劳累诱发再出血。

(二)严密观察病情变化

注意脑血管痉挛发生。脑血管痉挛是蛛网膜下腔出血的主要并发症,继发于出血后 4～5 天,这是出血后患者死亡和致残的主要原因。因此严密观察病情变化,除观察体温、脉搏、呼吸、血压外,应特别观察瞳孔、头痛、呕吐和抽搐等情况的变化。

(三)保持呼吸道通畅

保持呼吸道通畅,预防肺部感染并发症,对昏迷患者尤为重要,因为昏迷患者咳嗽及吞咽反射减弱或消失。口腔呼吸道分泌物及呕吐物误吸或坠积于肺部而发生肺部感染,此外亦可引起窒息,患者应取侧卧位,头部略抬高稍后仰,吸痰时,吸痰管从鼻腔或口腔内插入,轻轻地吸出,避免损伤黏膜。

(四)保持大便通畅

患者因长期卧床,肠蠕动减少,或不习惯于床上排便,常常引起便秘,用力排便可使血压突然升高,再次出血。因此,应培养患者良好的生活习惯,多吃高维生素,粗纤维饮食,锻炼床上大小便能力,防止便秘及尿潴留,对便秘者可用开塞露,液状石蜡或缓泻剂昏迷者可留置尿管。切忌灌肠,以免腹压突然增加,患者烦躁不安,加重出血。

(五)再出血的护理

蛛网膜下腔再出血是病情变化的重要因素,一般在病后 2～3 周内发生,发生率及死亡率均较高。如患者经治疗后出现剧烈头痛,意识障碍进行性加重,频繁呕吐,瞳孔不等大应高度怀疑再出血的发生。

预防再出血要做到:①绝对卧床休息 8 周以上,饮食、大小便均不能下床;②保持大便通畅,排便时不能用力过猛;③避免情绪激动以免引起再出血。

(六)心理护理

护士要细心观察患者的心理反应,及时做好心理疏导工作,耐心安慰患者,向其介绍疾病的特点和病程转归,使他对疾病有正确的认识,取得合作,同时指导患者学会自我调节,保持情绪稳定,避免情绪激动和突然用力,对于合并肢体瘫痪患者,帮助其进行功能锻炼。

(七)健康教育

1.饮食指导

指导患者了解肥胖,吸烟,酗酒及饮食因素与脑血管病的关系,改变不合理的饮食习惯和饮食结构。选择低盐、低脂、充足蛋白质和丰富维生素的饮食,如多食谷类和鱼类、新鲜蔬菜水果,少吃糖类和甜食。限制钠盐和动物油的摄入;忌辛辣、油炸食物和暴饮暴食;注意粗细搭配,荤素搭配,戒烟限酒,控制食物热量,保持理想体重。

2.避免诱因

指导患者尽量避免使血压骤然升高的各种因素。如保持情绪稳定和心态平衡,避免过分喜悦,愤怒,焦虑,恐惧和悲伤等不良心理和惊吓等刺激;建立健康的生活方式,保证充足睡眠,适当运动,避免体力和脑力的过度劳累和突然用力过猛;养成定时排便的习惯,保持大便通畅,避免用力排便,戒烟酒。

3.检查指导

SAH 患者一般在首次出血 3 周后进行 DSA 检查,应告知脑血管造影的相关知识,指导患者积极配合,已明确病因尽早手术,解除隐患或危险。

4.照顾者指导

家属应关心体贴患者,为其创造良好的修养环境,督促尽早检查和手术,发现再出血征象及时就诊。

5.就诊指标

患者出现意识障碍、肢体麻木、无力、头痛、头晕、视物模糊等症状及时就诊;定期门诊复查。

第二节　短暂性脑缺血发作

一、概述

(一)概念和特点

短暂性脑缺血发作(transient ischemic attack,TIA)是指因脑血管病变引起的短暂性、局限性脑功能缺失或视网膜功能障碍,临床症状一般持续 10～

20 分钟,多在 1 小时内缓解,最长不超过 24 小时,不遗留神经功能缺损症状。凡临床症状持续超过 1 小时且神经影像学检查有明确病灶者不宜称为 TIA。

我国 TIA 的人群患病率为每年 180/10 万,男：女约为 3：1。TIA 的发病率随年龄的增加而增加。

(二)相关病理生理

发生缺血部位的脑组织常无病理改变。主动脉弓发出的大动脉、颈动脉可见动脉粥样硬化改变、狭窄或闭塞。颅内动脉亦可有动脉硬化改变,或可见动脉炎性浸润。还可有颈动脉或椎动脉过长或扭曲。

(三)病因和诱因

1.血流动力学改变

各种原因如动脉炎和动脉硬化等所致的颈内动脉系统或椎-基底动脉系统的动脉严重狭窄,在此基础上血压的急剧波动导致原来靠侧支循环维持的脑区发生一过性缺血。

2.微栓子形成

微栓子主要来源于动脉粥样硬化的不稳定斑块或附壁血栓的破碎脱落、瓣膜性或非瓣膜性心源性栓子及胆固醇结晶等。

3.其他因素

其他因素如锁骨下动脉盗血综合征、某些血液系统疾病(如真性红细胞增多症、血小板计数增多、各种原因所致的严重贫血和高凝状态等)也可参与 TIA 的发病。

(四)临床表现

1.一般特点

TIA 好发于 50～70 岁中老年人,男性多于女性,患者多伴有高血压、动脉粥样硬化、糖尿病、高血脂和心脏病等脑血管疾病危险因素。突发局灶性脑或视网膜功能障碍,持续时间短暂,多在 1 小时内恢复,最长不超过 24 小时,恢复完全,不留后遗症状,可反复发作,且每次发作症状基本相似。

2.颈内动脉系统 TIA

大脑中动脉供血区的 TIA,病灶对侧肢体单瘫、偏瘫、面瘫和舌瘫,可伴有偏身感觉障碍和对侧同向偏盲,优势半球受累可有失语;大脑前动脉供血区的 TIA,病灶对侧下肢无力,可伴有人格和情感障碍;颈内动脉主干 TIA,病灶侧 Horner 征、单眼一过性黑矇或失明、对侧偏瘫及感觉障碍。

3.椎-基底动脉系统 TIA

最常见的症状是眩晕、恶心、呕吐、平衡失调、眼球运动异常和复视。可能出现的症状是吞咽功能障碍、构音障碍、共济失调(小脑缺血)、交叉性瘫痪(脑干缺血)。

(五)辅助检查

1.影像学

CT 或 MRI 检查大多正常,部分病例(发作时间大于 60 分钟者)于弥散加权MRI 和正电子发射体层成像(PET)可见片状缺血灶。CT 血管成像(CTA)、磁共振血管造影(MRA)检查可见血管狭窄、动脉粥样硬化斑,数字减影血管造影(DSA)可明确颅内外动脉的狭窄程度。

2.彩色经颅多普勒(TCD)

TCD 可见颅内动脉狭窄、粥样硬化斑等,并可进行血流状况评估和微栓子监测。

3.其他

血常规、血流变、血脂、血糖和同型半胱氨酸等。

(六)治疗原则

消除病因、减少及预防复发、保护脑功能。

1.病因治疗

高血压患者应控制高血压,使血压小于 18.7/12.0 kPa (140/90 mmHg),有效地治疗糖尿病、高脂血症、血液系统疾病、心律失常等。

2.预防性药物治疗

(1)抗血小板聚集药物:常用的药物有阿司匹林、双嘧达莫、噻氯匹定、氯吡格雷和奥扎格雷等。

(2)抗凝药物:临床伴有心房颤动、频发 TIA 且无出血倾向、严重高血压、肝肾疾病和消化性溃疡患者,可行抗凝治疗。常用药物有肝素、低分子肝素和华法林。

(3)钙离子阻滞剂:防止血管痉挛,增加血流量,改善循环。常用的药物有尼莫地平和盐酸氟桂利嗪等。

(4)中药:对老年 TIA 并有抗血小板聚集剂禁忌证或抵抗性者可选用活血化瘀的中药制剂治疗,常用的中药有川芎嗪、丹参、红花、三七等。

3.手术和介入治疗

对有颈动脉或椎-基底动脉严重狭窄(>70%)的 TIA 患者,经药物治疗效果不佳或病情有恶化趋势者,可酌情选择动脉血管成形术(PTA)和颈动脉内膜切除术(CEA)。

二、护理措施

(一)休息与运动

指导患者卧床休息,枕头不宜太高(以 15°～20°为宜),以免影响头部供血。仰头或摇头幅度不要过大,注意观察有无频繁发作,记录每次发作的持续时间、间隔时间和伴随症状。避免重体力劳动,进行散步、慢跑等适当的体育锻炼,以改善心脏功能,增加脑部血流量,改善脑循环。

(二)合理饮食

指导患者进低盐、低脂、低糖、充足蛋白质和丰富维生素的饮食,多吃蔬菜水果,戒烟酒,忌辛辣、油炸食物和暴饮暴食,避免过分饥饿。

(三)用药护理

指导患者正确服药,不可自行调整、更换或停用药物。注意观察药物不良反应,例如抗凝治疗时密切观察有无出血倾向,使用抗血小板聚集剂治疗时,可出现可逆性白细胞和血小板计数减少,应定期查血常规。

(四)心理护理

详细告诉患者本病的病因、常见症状、预防、治疗知识及自我护理方法。帮助患者了解本病的危害性,帮助患者寻找和去除自身的危险因素,积极治疗相关疾病,改变不良生活方式,建立良好的生活习惯。

(五)皮肤护理

观察患者肢体无力或麻木等症状有无减轻或加重,有无头痛、头晕等表现,给予肢体按摩、被动运动,长时间卧床时给予功能卧位,加强翻身拍背,避免压疮的发生。

(六)健康教育

1.疾病预防指导

向患者和家属说明肥胖、吸烟、酗酒及不合理饮食与疾病发生的关系。指导患者选择低盐、低脂、足量蛋白质和丰富维生素的饮食。多食入谷类和鱼类、新鲜蔬菜、水果、豆类、坚果等,限制钠盐摄入量每天不超过 6 g。少摄入糖类和甜食,忌辛辣、油炸食物和暴饮暴食;戒烟、限酒。告知患者心理因素与疾病的关系,使患者保持愉快心情,注意劳逸结合,培养自己的兴趣爱好,多参加有益于身心的社交活动。

2.疾病知识指导

告知患者和家属本病是脑卒中的一种先兆和警示,未经正确和及时治疗,约1/3患者数年内可发展为脑卒中。应评估患者和家属对疾病的认知程度。

3.就诊指标

出现肢体麻木、无力、眩晕、复视等症状及时就诊;定期门诊复查,积极治疗高血压、高血脂、糖尿病等疾病。

第三节 颅 脑 损 伤

颅脑损伤分为头皮损伤、颅骨损伤与脑损伤,三者可单独或合并存在。其发生率仅次于四肢损伤,占全身损伤的 $15\%\sim20\%$,常与身体其他部位的损伤复合存在,其致残率及致死率均居首位。常见于交通、工矿等事故,自然灾害、爆炸、火器伤、坠落、跌倒以及各种锐器、钝器对头部的伤害。颅脑损伤对预后起决定性作用的是脑损伤的程度及其处理效果。

一、头皮损伤

(一)解剖生理概要

头皮分为 5 层(图 4-1),由外及里依次为皮层、皮下层、帽状腱膜层、帽状腱膜下层、骨膜层。其中浅部三层紧密连接,不易分离,深部两层之间连接疏松,较易分离。各层解剖特点如下。

1.皮层

皮层厚而致密,内含大量汗腺、皮脂腺、毛囊,具有丰富的血管,外伤时易致出血。

2.皮下层

皮下层由致密的结缔组织和脂肪组织构成,前者交织成网状,内有血管、神经穿行。

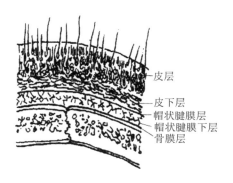

图 4-1　头皮解剖

3.帽状腱膜层

帽状腱膜层前连额肌,后连枕肌,两侧达颞肌筋膜,坚韧、富有张力。

4.帽状腱膜下层

帽状腱膜下层是位于帽状腱膜与骨膜之间的疏松结缔组织层,范围较广,前至眶上缘,后达上项线,其间隙内的静脉经导静脉与颅内静脉窦相通,是颅内感染和静脉窦栓塞的途径之一。

5.骨膜层

骨膜层是由致密结缔组织构成的,骨膜在颅缝处贴附紧密,其余部位贴附疏松,故骨膜下血肿易被局限。

头皮血液供应丰富,且动、静脉伴行,由颈内、外动脉的分支供血,左右各五支在颅顶汇集,各分支间有广泛的吻合支,其抗感染及愈合能力较强。

(二)分类与特点

头皮损伤是颅脑损伤中最常见的损伤,严重程度差别较大,可能是单纯损伤,也可能是合并颅骨及脑损伤。

1.头皮血肿

头皮血肿大多由钝器伤所致,按照血肿出现在头皮的层次分为以下 3 种。

(1)皮下血肿:血肿位于皮层与帽状腱膜层之间,因受皮下纤维隔限制,血肿体积小、张力高、压痛明显,有时因周围组织肿胀隆起,中央反而凹陷,易被误认为凹陷性颅骨骨折,需用颅骨 X 线摄片作鉴别。

(2)帽状腱膜下血肿:头部受到斜向暴力,头皮发生了剧烈滑动,撕裂该层间的导血管所致。由于该层组织疏松,出血易于扩散,严重时血肿边界可与帽状腱膜层附着缘一致,覆盖整个穿隆部,蔓延至全头部,似戴一顶有波动的帽子。小儿及体弱者,可导致休克或贫血。

(3)骨膜下血肿:血肿因受到骨缝处骨膜牢固粘连的限制,多局限于某一颅骨范围内,多由颅骨骨折引起。

较小的头皮血肿,一般1~2周可自行吸收,无需特殊处理,早期可给予加压冷敷以减少出血和疼痛,24~48小时后改用热敷以促进血肿吸收,切忌用力揉搓。若血肿较大,则应在严格皮肤准备和消毒下,分次穿刺抽吸后加压包扎。处理头皮血肿同时,应警惕合并颅骨损伤及脑损伤的可能。

2.头皮裂伤

头皮裂伤多为锐器或钝器打击所致,是常见的开放性头皮损伤,由于头皮血管丰富,出血较多,可引起失血性休克。处理时须着重检查有无颅骨和脑损伤。头皮裂伤较浅时,因断裂血管受头皮纤维隔的牵拉,断端不能收缩,出血量反较帽状腱膜全层裂伤者多。现场急救可局部压迫止血,争取在24小时之内实施清创缝合。缝合前要检查伤口有无骨碎片及有无脑脊液或脑组织外溢。缝合前应剃净伤处头发,冲洗消毒伤口,实施清创缝合后,注射破伤风抗毒素。

3.头皮撕脱伤

头皮撕脱伤多因发辫受机械力牵拉,使大块头皮自帽状腱膜下层或连同骨膜层一起被撕脱所致。可导致失血性或疼痛性休克。急救时,除加压包扎止血、防止休克外,应保留撕脱的头皮,避免污染,用无菌敷料包裹、隔水放置于有冰块的容器内,随伤员一同送往医院。手术应争取在伤后6~8小时内进行,清创植皮后应保护植皮片不受压、不滑动,利于皮瓣成活。对于骨膜已撕脱者,在颅骨外板上多处钻孔达板障,待骨孔内肉芽组织生成后再行植皮。

二、颅骨损伤

颅骨骨折指颅骨受暴力作用致颅骨结构改变。颅骨骨折提示伤者受暴力较重,合并脑损伤概率较高。颅骨骨折不一定合并严重的脑损伤,没有骨折也可能合并脑损伤,其临床意义不在于骨折本身。颅骨骨折按骨折部位分为颅盖骨折和颅底骨折。按骨折形态分为线性骨折和凹陷性骨折。按骨折是否与外界相通分为开放性骨折与闭合性骨折。

(一)解剖生理概要

颅骨由颅盖和颅底构成,颅盖、颅底均有左右对称的骨质增厚部分,形成颅腔的坚强支架。

颅盖骨质坚实,由内、外骨板和板障构成。外板厚,内板较薄,内、外骨板表面均有骨膜覆盖,内骨膜也是硬脑膜外层,在颅骨的穹隆部,内骨膜与颅骨板结合不紧密,故颅顶部骨折时容易形成硬脑膜外血肿。

颅底骨面凹凸不平,厚薄不一,有两侧对称、大小不等的骨孔和裂隙,脑神经及血管由此出入颅腔。颅底被蝶骨嵴和岩骨嵴分为颅前窝、颅中窝和颅后窝。颅骨的气窦,如额窦、筛窦、蝶窦及乳突气房等均贴近颅底,气窦内壁与颅脑膜紧贴,颅底骨折越过气窦时,相邻硬脑膜常被撕裂,形成脑脊液外漏,易发生颅内感染。

(二)病因和发病机制

颅腔近似球体,颅骨有一定的弹性,有相当的抗压缩和抗牵张能力。颅骨受到暴力打击时,着力点局部可下陷变形,颅腔也可随之变形。当暴力强度大、受力面积小,颅骨多以局部变形为主,当受力点呈锥形内陷时,内板首先受到较大牵张力而折裂。此时若外力作用终止,则外板可弹回复位保持完整,仅造成内板骨折,骨折片可穿破硬脑膜造成局限性脑挫裂伤。如果外力继续存在,则外板也将随之折裂,形成凹陷性骨折或粉碎性骨折。当外力引起颅骨整体变形较重,受力面积又较大时,可不发生凹陷性骨折,而在较为薄弱的颞骨鳞部或颅底引发线性骨折,局部骨折线往往沿暴力作用的方向和颅骨脆弱部分延伸。当暴力直接打击在颅底平面上或暴力由脊柱上传时常引起颅底骨折。颅前窝损伤时可能累及的脑神经有嗅神经、视神经,颅中窝损伤可累及面神经、听神经,颅后窝少见。

(三)临床表现

1.颅盖骨折

(1)线性骨折:发生率最高,局部有压痛、肿胀。经颅骨 X 线摄片确诊。单纯线性骨折本身不需要特殊处理,但应警惕合并脑损伤或颅内出血,尤其是硬脑膜外血肿,有时可伴发局部骨膜下血肿。

(2)凹陷性骨折:局部可扪及局限性下陷区。若凹陷骨折位于脑重要功能区浅面,可出现偏瘫、失语、癫痫等病症。X 线摄片可见骨折片陷入颅内的深度,CT 扫描有助于骨折情况和合并脑损伤的诊断。

2.颅底骨折

多为强烈的间接暴力作用于颅底或颅盖骨折延伸到颅底所致,常为线性骨折。依骨折的部位不同可分为颅前窝、颅中窝和颅后窝骨折,临床表现各异。

(1)颅前窝骨折:骨折累及眶顶和筛骨,可有鼻出血、眶周("熊猫眼"征)及球结膜下瘀斑。若脑膜、骨膜均破裂,则合并脑脊液鼻漏,即脑脊液经额窦或筛窦由鼻孔流出。若筛板或视神经管骨折,可合并嗅神经或视神经损伤。

(2)颅中窝骨折:骨折累及蝶骨,也可有鼻出血或合并脑脊液鼻漏。若累及颞骨岩部,且脑膜、骨膜及鼓膜均破裂时,则合并脑脊液耳漏,即脑脊液经中耳由外耳道流出;若鼓膜完整,脑脊液则经咽鼓管流向鼻咽部,常被误认为是鼻漏。颅中窝骨折常合并第Ⅶ、Ⅷ脑神经损伤。若累及蝶骨和颞骨的内侧部,还可能损伤垂体或第Ⅱ、Ⅲ、Ⅳ、Ⅴ、Ⅵ脑神经。若骨折伤及颈动脉海绵窦段,可因动静脉瘘的形成而出现搏动性突眼及颅内杂音。破裂孔或颈内动脉管处的破裂,可发生致命性的鼻出血或耳出血。

(3)颅后窝骨折:骨折累及颞骨岩部后外侧时,一般在伤后1~2天出现乳突部皮下瘀斑(Battle征)。若累及枕骨基底部,可在伤后数小时出现枕下部肿胀及皮下瘀斑;枕骨大孔或岩尖后缘附近的骨折,可合并后组脑神经(第Ⅸ~Ⅻ脑神经)损伤。

(四)辅助检查

1.X线检查

可显示颅内积气,但仅30%~50%病例能显示骨折线。

2.CT检查

有助于眼眶及视神经管骨折的诊断,且显示有无脑损伤。

3.尿糖试纸测定

鉴别是否为脑脊液。

(五)诊断要点

外伤史、临床表现和颅骨X线检查、CT检查基本可以明确诊断和定位,对脑脊液外漏有疑问时,可收集流出液做葡萄糖定量来测定。

(六)治疗要点

1.颅盖骨折

(1)单纯线性骨折:无须特殊处理,仅需卧床休息,对症治疗,如止痛、镇静等。但须注意有无继发颅内血肿等并发症。

(2)凹陷性骨折:若凹陷性骨折位于脑重要功能区表面,有脑受压症状或大面积骨折片下陷,直径大于5cm,深度超过1cm时,应手术整复或摘除碎骨片。

2.颅底骨折

颅底骨折无需特殊治疗,主要观察有无脑损伤及处理脑脊液外漏、脑神经损伤等并发症。一旦出现脑脊液外漏即属开放性损伤,应使用TAT及抗生素预防感染,大部分漏口在伤后1~2周自愈。若4周以上仍未自愈,可行硬脑膜修补术。若骨折片压迫视神经,应尽早手术减压。

(七)护理评估

1.健康史

了解受伤过程,如暴力大小、方向、受伤时有无意识障碍及口鼻出血情况,初步判断是否伴有脑损伤。同时了解患者有无合并其他疾病。

2.目前身体状况

(1)症状和体征:了解患者目前的症状和体征可判断受伤程度和定位,观察患者有无"熊猫眼"征、Battle征,明确有无脑脊液外漏。鉴别血性脑脊液外漏与耳鼻损伤出血时,可将流出的血性液体滴于白色滤纸上,如见血迹外围有月晕样淡红色浸润圈,可判断为脑脊液外漏。有时颅底骨折虽伤及颞骨,且骨膜及脑膜均已破裂但鼓膜尚完整时,脑脊液可经咽鼓管流至咽部而被患者咽下,故应询问患者是否有腥味液体流至咽部。

(2)辅助检查:颅骨X线及CT检查结果,确定骨折的部位和性质。

3.心理-社会状况

了解患者可因头部外伤而出现的焦虑、害怕、恐惧等心理反应,以及对骨折能否恢复正常的担心程度。同时也应了解家属对疾病的认识及心理反应。

(八)常见护理诊断(问题)

1.疼痛
与损伤有关。

2.有感染的危险
感染与脑脊液外漏有关。

3.感知的改变
与脑神经损伤有关。

4.知识缺乏
缺乏有关预防脑脊液外漏逆行感染的相关知识。

5.潜在并发症
颅内出血、颅内压增高、颅内低压综合征。

(九)护理目标

(1)患者疼痛与不适程度减轻。

(2)患者生命体征平稳,无颅内感染发生。

(3)颅神经损伤症状减轻。

(4)患者能够叙述预防脑脊液外漏逆行感染的注意事项。

(5)患者病情变化能够被及时发现和处理。

(十)护理措施

1.脑脊液外漏的护理

(1)保持外耳道、鼻腔和口腔清洁,清洁时注意棉球不可过湿,以免液体逆流入颅。

(2)在鼻前庭或外耳道口松松地放置干棉球,随湿随换,同时记录 24 小时浸湿的棉球数,以估计脑脊液外漏量。

(3)避免用力咳嗽、打喷嚏、擤鼻涕及用力排便,以免颅内压骤然升降导致脑脊液逆流。

(4)脑脊液鼻漏者不可经鼻腔吸痰或放置胃管,禁止耳、鼻滴药、冲洗和堵塞,禁忌做腰穿。

(5)取头高位及患侧卧位休息,将头抬高 15°至漏液停止后 3~5 天,借重力作用使脑组织移至颅底硬脑膜裂缝处,促使局部粘连而封闭漏口。

(6)密切观察有无颅内感染迹象,根据医嘱预防性应用抗生素及破伤风抗毒素。

2.病情观察

观察有无颅内继发性损伤,如脑组织、脑膜、血管损伤引起的癫痫、颅内出血、继发性脑水肿、颅内压增高等。脑脊液外漏可推迟颅内压增高症状的出现,应严密观察意识、生命体征、瞳孔及肢体活动等情况,及时发现颅内压增高及脑疝的早期迹象。注意颅内低压综合征,若脑脊液外漏多,可使颅内压过低而导致颅内血管扩张,出现剧烈头痛、眩晕、呕吐、厌食、反应迟钝、脉搏细弱、血压偏低等。

(十一)护理评价

(1)患者疼痛是否缓解。

(2)患者有无颅内感染发生,脑脊液外漏是否如期愈合,护理措施是否得当。

(3)脑神经损伤症状是否减轻。

(4)患者能否叙述预防脑脊液外漏逆行感染的注意事项,遵医行为如何。

(5)患者病情变化是否被及时发现,并发症是否得到及时控制与预防和处理。

(十二)健康指导

对于颅底骨折合并脑脊液外漏者,主要是预防颅内感染,要劝告患者勿挖外耳道、抠鼻孔和擤鼻;注意预防感冒,以免咳嗽、打喷嚏;同时合理饮食,防止便秘,避免屏气、用力排便。

三、脑损伤

脑的被膜自外向内依次为硬脑膜、蛛网膜和软脑膜。硬脑膜坚韧且有光泽,由两层合成,外层兼具颅骨内膜的作用,内层较坚厚,两层之间有丰富的血管和神经。蛛网膜薄而透明,缺乏血管和神经,与硬脑膜之间有硬膜下腔,与软脑膜之间有蛛网膜下腔,充满脑脊液。脑脊液为无色透明液体,内含各种浓度不等的无机盐、葡萄糖、微量蛋白和淋巴细胞,对中枢神经系统起缓冲、保护、运输代谢产物及调节颅内压等作用。软脑膜薄且富有血管,覆盖于脑的表面并深入沟裂内。

脑损伤是指由于暴力作用使脑膜、脑组织、脑血管以及脑神经的损伤。根据伤后脑组织与外界是否相通,将脑损伤分为开放性和闭合性两类,前者多由锐器或火器直接造成,有头皮裂伤、颅骨骨折和硬脑膜破裂,常伴有脑脊液外漏;后者由头部接触较钝物体或间接暴力造成,脑膜完整,无脑脊液外漏。根据脑损伤机制及病理改变分为原发性脑损伤和继发性脑损伤,前者指暴力作用于头部时立即发生的脑损伤,且不再继续加重,主要有脑震荡、脑挫裂伤及原发性脑干损伤等;后者指受伤一定时间后出现的脑受损病变,主要有脑水肿和颅内血肿,颅内血肿往往需要开颅手术。

(一)病因和发病机制

颅脑损伤的程度和类型多种多样。引起脑损伤的外力除可直接导致颅骨变形外,也可使头颅产生加速或减速运动,致使脑组织受到压迫、牵张、滑动或负压吸附等多种应力。由于暴力作用部位不同,脑在颅腔内产生的超常运动也各异,其运动方式可以是直线性也可以是旋转性。如人体坠落时,运动的头颅撞击于地面,受伤瞬间头部产生减速运动,脑组织会因惯性力作用撞击于受力侧的颅腔内壁,造成减速性损伤(图 4-2)。大而钝的物体向静止的头部撞击时,引起头部的加速运动而产生惯性力。当暴力过大并伴有旋转力时,可使脑组织在颅腔内产生旋转运动,不仅使脑组织表面在颅腔内摩擦、撞击引起损伤,而且在脑组织内不同结构间产生剪应力,引起更为严重的损伤。惯性力引起的脑损伤分散且广泛,常有早期昏迷的表现。由于颅前窝和颅中窝的凹凸不平,各种不同部位和方式的头部损伤,均易在额极、颞极及其底面发生惯性力的脑损伤。

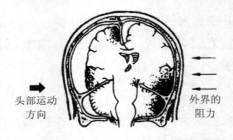

头部运动方向　　外界的阻力

图 4-2　头部作减速运动时的脑损伤机制

(二)临床表现

1.脑震荡

脑震荡是最常见的轻度原发性脑损伤,为受伤后立即出现短暂的意识障碍,可为神志不清或完全昏迷,持续数秒或数分钟,一般不超过 30 分钟,较重者出现皮肤苍白、出汗、血压下降、心动徐缓、呼吸微弱、肌张力减低、各种生理反射迟钝或消失。清醒后大多不能回忆受伤当时乃至伤前一段时间内的情况,临床称为逆行性遗忘。可能会伴有头痛、头昏、恶心、呕吐等症状,短期内可自行好转。神经系统检查无阳性体征,显微镜下可见神经组织结构紊乱。

2.脑挫裂伤

脑挫裂伤是常见的原发性脑损伤。包括脑挫伤及脑裂伤,前者指脑组织遭受破坏较轻,软脑膜尚完整;后者指软脑膜、血管和脑组织同时有破裂,伴有外伤性蛛网膜下腔出血。两者常同时存在,临床上又不易区别,合称为脑挫裂伤。脑挫裂伤可单发,也可多发,好发于额极、颞极及其基底。临床表现如下。

(1)意识障碍:是脑挫裂伤最突出的临床表现。伤后立即出现,其程度和持续时间与脑挫裂伤程度、范围直接相关。多数患者在半小时以上,严重者可长期持续昏迷。

(2)局灶症状和体征:受伤当时立即出现与伤灶区功能相应的神经功能障碍或体征,如运动区损伤出现锥体束征、肢体抽搐、偏瘫等;若仅伤及"哑区",可无神经系统缺损的表现。

(3)头痛、恶心、呕吐:与颅内压增高、自主神经功能紊乱或外伤性蛛网膜下腔出血有关。后者还可出现脑膜刺激征,腰穿脑脊液检查有红细胞。

(4)颅内压增高与脑疝:因继发颅内血肿或脑水肿所致,使早期的意识障碍或偏瘫程度加重,或意识障碍好转后又加重,同时有血压升高、心率减慢、瞳孔不等大以及锥体束征等表现。

3.原发性脑干损伤

原发性脑干损伤其症状与体征在受伤当时即已出现。单独的原发性脑干损伤较少,常与弥漫性损伤共存。患者常因脑干网状结构受损、上行激活系统功能障碍而持久昏迷,昏迷程度较深。伤后早期常出现严重生命体征变化,表现为呼吸节律紊乱,心率及血压波动明显。双侧瞳孔时大时小,对光反射无常,眼球位置歪斜或同向凝视。出现病理反射、肌张力增高、去皮质强直等。

4.弥散性轴索损伤

弥散性轴索损伤属于惯性力所致的弥散性脑损伤,由于脑的扭曲变形,脑内产生剪切或牵拉作用,造成脑白质广泛性轴索损伤。病变可分布于大脑半球、胼胝体、小脑或脑干。显微镜下所见为轴突断裂结构改变。可与脑挫裂伤合并存在或继发脑水肿,使病情加重。主要表现为受伤当时立即出现的较长时间昏迷。是由广泛的轴索损害,皮层与皮层下中枢失去联系所致。若累及脑干,患者出现一侧或双侧瞳孔散大,对光反应消失,或同向凝视等。神志好转后,可因继发脑水肿而再次昏迷。

5.颅内血肿

颅内血肿是颅脑损伤中最多见、最危险、却又是可逆的继发性病变。其严重性在于引起颅内压增高导致脑疝危及生命,早期发现和及时处理可改善预后。根据血肿的来源和部位可分为:硬脑膜外血肿、硬脑膜下血肿和脑内血肿。根据血肿引起颅内压增高及早期脑疝症状所需时间分为 3 种类型。①急性型:72 小时内出现症状。②亚急性型:3 天至 3 周出现症状。③慢性型:3 周以上才出现症状。

(1)硬脑膜外血肿:是指出血积聚于颅骨与硬脑膜之间。与颅骨损伤有密切关系,症状取决于血肿的部位及扩展的速度。①意识障碍:可以是原发性脑损伤直接导致,也可由血肿本身导致颅内压增高、脑疝引起,前者较轻,最初的昏迷时间很短,与脑疝引起昏迷之间有一段意识清醒时间。后者常发生于伤后数小时至 1~2 天。经过中间清醒期,再度出现意识障碍,并渐次加重。如果原发性脑损伤较严重或血肿形成较迅速,也可不出现中间清醒期。少数患者可无原发性昏迷,而在血肿形成后出现昏迷。②颅内压增高及脑疝表现:出现头痛、恶心、呕吐剧烈、烦躁不安、淡漠、嗜睡、定向不准等症状。一般成人幕上血肿大于 20 mL,幕下血肿大于 10 mL,即可引起颅内压增高症状。幕上血肿者大多先经历小脑幕切迹疝,然后合并枕骨大孔疝,故严重的呼吸循环障碍常发生在意识障碍和瞳孔改变之后。幕下血肿者可直接发生枕骨大孔疝,瞳孔改变、呼吸骤停几乎同时发生。

(2)硬脑膜下血肿:硬脑膜下血肿是指出血积聚在硬脑膜下腔,是最常见的颅内血肿。急性硬脑膜下血肿症状类似硬脑膜外血肿,脑实质损伤较重,原发性昏迷时间长,中间清醒期不明显,颅内压增高与脑疝的其他征象多在伤后 1～3 天内进行性加重。由于病情发展急重,一经确诊应尽早手术治疗。慢性硬脑膜下血肿好发于老年人,大多有轻微头部外伤史,有的患者伴有脑萎缩、血管性或出血性疾病。由于致伤外力小,出血缓慢,患者可有慢性颅内压增高表现,如头痛、恶心、呕吐和视盘水肿等;血肿压迫症状,如偏瘫、失语和局限性癫痫等;有时可有智力下降、记忆力减退和精神失常。

(3)脑内血肿:有两种类型。①浅部血肿,出血均来自脑挫裂伤灶,少数与颅骨凹陷性骨折部位相应,好发于额叶和颞叶,常与硬脑膜下和硬膜外血肿并存。②深部血肿,多见于老年人,血肿位于白质深部,脑表面可无明显挫伤。临床表现以进行性意识障碍为主,若血肿累及重要脑功能区,可出现偏瘫、失语、癫痫等局灶症状。

(三)辅助检查

一般采用 CT、MRI 检查。脑震荡无阳性发现,可显示脑挫裂伤的部位、范围、脑水肿的程度及有无脑室受压及中线结构移位等;弥散性轴索损伤 CT 扫描可见大脑皮质与髓质交界处、胼胝体、脑干、内囊区域或三脑室周围有多个点状或小片状出血灶;MRI 能提高小出血灶的检出率;硬脑膜外血肿 CT 检查表现为颅骨内板与脑表面之间有双凸镜形或弓形密度增高影,常伴颅骨骨折和颅内积气;硬脑膜下血肿 CT 检查示颅骨内板下低密度的新月形、半月形或双凸镜形影;脑内血肿 CT 检查在脑挫裂伤灶附近或脑深部白质内见到圆形或不规则高密度血肿影,周围有低密度水肿区。

(四)诊断要点

患者外伤史、意识改变、瞳孔的变化、锥体束征,以及 CT、MRI 检查可明确诊断。

1.非手术治疗

(1)脑震荡:通常无需特殊治疗。一般卧床休息 1～2 周,可完全恢复。适当给予镇痛、镇静等对症处理,禁用吗啡及哌替啶。

（2）脑挫裂伤：以非手术治疗为主。①一般处理：静卧、休息，床头抬高，宜取侧卧位；保持呼吸道通畅；维持水、电解质、酸碱平衡；应用抗生素预防感染；对症处理；严密观察病情变化。②防治脑水肿：是治疗脑挫裂伤的关键。可采用脱水、激素或过度换气等治疗对抗脑水肿、降低颅内压；吸氧、限制液体入量；冬眠低温疗法降低脑代谢率等。③促进脑功能恢复：应用营养神经药物，如 ATP、辅酶 A、细胞色素 C 等，以供应能量，改善细胞代谢，促进脑细胞功能恢复。

2.手术治疗

（1）重度脑挫裂伤：经非手术治疗无效，颅内压增高明显甚至出现脑疝迹象时，应做脑减压术或局部病灶清除术。

（2）硬脑膜外血肿：一经确诊，立即手术，清除血肿。

（3）硬脑膜下血肿：多采用颅骨钻孔冲洗引流术，术后引流 48～72 小时。

（4）脑内血肿：一般经手术清除血肿。

（5）常见手术方式：开颅血肿清除术、去骨瓣减压术、钻孔探查术、脑室引流术、钻孔引流术。

（五）护理评估

1.健康史

详细了解受伤过程，如暴力大小、方向、性质、速度、患者当时有无意识障碍，其程度及持续时间，有无中间清醒期、逆行性遗忘，受伤当时有无口鼻、外耳道出血或脑脊液外漏发生，是否出现头痛、恶心、呕吐等情况；初步判断是颅伤、脑伤或是复合损伤；同时应了解现场急救情况；了解患者既往健康状况。

2.目前身体状况

评估患者的症状和体征，了解有无神经系统病征及颅内压增高征象；根据观察患者意识、瞳孔、生命体征及神经系统体征的动态变化，区分脑损伤是原发的还是继发的；结合 X 线、CT 以及 MRI 检查结果判断损伤的严重程度。

3.心理-社会状况

了解患者及家属对颅脑损伤及其术后功能恢复的心理反应，常见心理反应有焦虑、恐惧等；了解家属对患者的支持能力和程度。

（六）常见护理诊断（问题）

1.清理呼吸道无效

清理呼吸道无效与脑损伤后意识障碍有关。

2.疼痛

疼痛与颅内压增高和手术切口有关。

3.营养失调/低于机体需要量

与脑损伤后高代谢、呕吐、高热、不能进食等有关。

4.体温过高

体温过高与脑干损伤有关。

5.潜在并发症

颅内压增高、脑疝及癫痫发作。

(七)护理目标

(1)患者意识逐渐恢复,生命体征平稳,呼吸道通畅。

(2)患者的疼痛减轻,舒适感增加。

(3)患者营养状态能够维持或接近正常水平。

(4)患者体温维持正常。

(5)患者颅内压增高、脑疝的早期迹象及癫痫发作能够得到及时预防、发现和处理。

(八)护理措施

1.现场急救

及时而有效的现场急救,在缓解致命性危险因素的同时(如窒息、大出血、休克等)为进一步治疗创造了有利条件,如预防或减少感染机会,提供确切的受伤经过。

(1)维持呼吸道通畅:颅脑损伤患者常有不同程度的意识障碍,失去正常的咳嗽反射和吞咽功能,呼吸道分泌物不能有效排除,舌根后坠可引起严重呼吸道梗阻。应及时清除口咽部分泌物、呕吐物,将患者侧卧或放置口咽通气道,必要时行气管切开,保持呼吸道畅通。

(2)伤口处理:单纯头皮出血,清创后加压包扎止血;开放性颅脑损伤应剪短伤口周围头发,伤口局部不冲洗、不用药;外露的脑组织周围可用消毒纱布卷保护,外加干纱布适当包扎,避免局部受压。若伤情许可宜将头部抬高以减少出血。尽早进行全身抗感染治疗及破伤风预防注射。

(3)防治休克:有休克征象者,应查明有无颅外部位损伤,如多发性骨折、内脏破裂等。患者平卧,注意保暖,及时补充血容量。

(4)做好护理记录:准确记录受伤经过、初期检查发现、急救处理经过及生命体征、意识、瞳孔、肢体活动等病情,为进一步处理提供依据。

2.病情观察

动态的病情观察是鉴别原发性与继发性脑损伤的重要手段。观察内容包括意识、瞳孔、生命体征、神经系统体征等。

（1）意识状态：意识障碍是脑损伤患者最常见的变化之一。通过意识障碍的程度可判断颅脑损伤的轻重；意识障碍出现的迟早和有无继续加重，可作为区别原发性和继发性脑损伤的重要依据。

传统意识分法：分为清醒、模糊、浅昏迷、昏迷和深昏迷五级。①意识清醒：正确回答问题，判断力和定向力正确。②意识模糊：为最轻或最早出现的意识障碍，因而也是最需要关注的，能简单回答问题，但不确切，判断力和定向力差，呈嗜睡状。③浅昏迷：意识丧失，对疼痛刺激有反应，角膜、吞咽反射和病理反射尚存在，重的意识模糊与浅昏迷的区别仅在于前者尚能保持呼之能应或呼之能睁眼这种最低限度的合作。④昏迷：指痛觉反应已经迟钝、随意运动已完全丧失的意识障碍阶段，可有鼾声、尿潴留等表现，瞳孔对光反应与角膜反射尚存在。⑤深昏迷：对痛刺激无反应，各种反射消失，呈去皮质强直状态。

Glasgow 昏迷评分法（表 4-1）：评定睁眼、语言及运动反应，以三者积分表示意识障碍程度，最高15分，表示意识清醒，8分以下为昏迷，最低 3 分。

表 4-1　Glasgow 昏迷评分法

睁眼反应		语言反应		运动反应	
能自行睁眼	4	回答正确	5	遵嘱活动	6
呼之能睁眼	3	回答错误	4	刺痛定位	5
刺痛能睁眼	2	语无伦次	3	躲避刺痛	4
不能睁眼	1	只能发声	2	刺痛肢屈	3
		不能发声	1	刺痛肢伸	2
				无反应	1

（2）生命体征：生命体征紊乱是脑干受损征象。为避免患者躁动影响准确性，应先测呼吸，再测脉搏，最后测血压。颅脑损伤患者以呼吸变化最为敏感和多变，注意节律、深浅。若伤后血压上升，脉搏缓慢有力，呼吸深慢，提示颅内压升高，应警惕颅内血肿或脑疝发生；伤后，与意识障碍和瞳孔变化同时出现心率减慢和血压升高，为小脑幕切迹疝；枕骨大孔疝患者可未经明显的意识障碍和瞳孔变化阶段而突然发生呼吸停止。伤后早期，由于组织创伤反应，可出现中等程度发热；若累及间脑或脑干可导致体温调节紊乱，出现体温不升或中枢性高热。

（3）瞳孔变化：可因动眼神经、视神经以及脑干部位的损伤引起。正常瞳孔等大、圆形，在自然光线下直径3～4 mm，直接、间接对光反应灵敏。伤后一侧瞳孔进行性散大,对侧肢体瘫痪伴意识障碍加重,提示脑受压或脑疝;伤侧瞳孔先短暂缩小继之散大,伴对侧肢体运动障碍,提示伤侧颅内血肿;双侧瞳孔散大、对光反应消失、眼球固定伴深昏迷或去皮质强直,多为原发性脑干损伤或临终表现。观察瞳孔时应排除某些药物、剧痛、惊骇等对瞳孔变化的影响。

(4)其他:观察有无脑脊液外漏、呕吐,有无剧烈头痛或烦躁不安等颅内压增高的表现或脑疝先兆。注意 CT 和 MRI 扫描结果及颅内压监测情况。

3.一般护理

(1)体位:抬高床头 15°～30°,以利脑静脉回流,减轻脑水肿。深昏迷患者取侧卧位或侧俯卧位,以利于口腔内分泌物排出。保持头与脊柱在同一直线上,头部过伸或过屈均会影响呼吸道通畅以及颈静脉回流,不利于降低颅内压。氧气吸入,做好气管插管、气管切开准备。

(2)营养与补液:及时、有效补充能量和蛋白质以减轻机体损耗。不能进食者在伤后 48 小时后可行全胃肠外营养。评估患者营养状况,如体重、氮平衡、血浆蛋白、血糖、血电解质等,以便及时调整营养素供给量和配方。

(3)卧床患者基础护理:加强皮肤护理、口腔护理、排尿排便等生活护理,尤其是意识不清昏迷患者预防各种并发症的发生。

(4)根据病情做好康复护理:重型颅脑损伤患者生命体征平稳后要及早进行功能锻炼,可减少日后的并发症和后遗症,主要通过姿势治疗、按摩、被动运动、主动运动等。

4.高热患者的护理

高热可造成脑组织相对缺氧,加重脑损害,故须采取积极降温措施。常用物理降温法有冰帽,或头、颈、腋、腹股沟等处放置冰袋或冰水毛巾等。如体温过高物理降温无效或引起寒战时,需采用冬眠疗法。常用氯丙嗪、异丙嗪各 25 mg 或 50 mg 肌内注射或静脉滴注,用药 20 分钟后开始物理降温。降温速度以每小时下降 1 ℃为宜,降至肛温为 32～34 ℃较为理想。可每 4～6 小时重复用药,一般维持 3～5 天。低温期间应密切观察生命体征并记录,若收缩压低于13.3 kPa(100 mmHg),呼吸次数减少或不规则时,应及时通知医师停止冬眠疗法或更换冬眠药物。观察局部皮肤、肢体末端和耳郭处血液循环情况,以免冻伤,并防止肺炎、压疮的发生。停用冬眠疗法时,应先停物理降温,再逐渐停冬眠药物。

5.颅内压增高的护理

见本章第四节相关内容。

6.脑室引流管的护理

对有脑室引流管患者护理时应注意:①应严格无菌操作;②引流袋最高处距侧脑室的距离为 10～15 cm;③注意引流速度,禁忌流速过快,避免颅内压骤降造成危险;④控制脑脊液引流量,每天不超过 500 mL 为宜;⑤注意观察脑脊液性状,若有大量鲜血提示脑室内出血,若为混浊则提示有感染。

(九)护理评价

(1)患者意识状态是否逐渐恢复,患者呼吸是否平稳,有无误吸发生。

(2)患者疼痛是否减轻。

(3)患者的营养状态如何,营养素供给是否得到保证。

(4)患者体温是否恢复正常。

(5)患者是否出现颅内压增高、脑疝以及癫痫发作等并发症,若出现是否得到及时发现和处理。

(十)健康指导

(1)康复训练:根据脑损伤遗留的语言、运动或智力障碍程度,制订康复训练计划,以改善患者生活自理能力以及社会适应能力。

(2)外伤性癫痫患者应定期服用抗癫痫药物,不能单独外出,以防发生意外。

(3)骨瓣去除患者应做好自我保护,防止因重物或尖锐物品碰撞患处而发生意外,尽可能取健侧卧位以防止膨出的脑组织受到压迫。3～6 个月后视情况可作颅骨修补术。

第四节 颅内压增高

颅内压增高症是由于颅内任何一种主要内容物(血液、脑脊液、脑组织)容积增加或者有占位性病变时,其所增加的容积超过代偿限度所致。正常人侧卧位时,测定颅内压(ICP)为 0.8～1.8 kPa(6～13.5 mmHg),＞2.0 kPa(15 mmHg)为颅内压增高,2.0～2.6 kPa(15～20 mmHg)为轻度增高,2.6～5.3 kPa(20～40 mmHg)为中度增高,＞5.3 kPa(＞40 mmHg)为重度增高。

一、病因和发病机制

引起颅内压增高的疾病很多,但发生颅内压增高的主要因素如下。

(一)脑脊液增多

(1)分泌过多,如脉络丛乳头状瘤。

(2)吸收减少:如交通性脑积水,蛛网膜下腔出血后引起蛛网膜粘连。

(3)循环交通受阻:如脑室及脑中线部位的肿瘤引起的梗阻性脑积水或先天性脑畸形。

(二)脑血液增多

(1)脑外伤后小于 24 小时的脑血管扩张、充血,以及呼吸道梗阻,呼吸中枢衰竭引起的二氧化碳蓄积,高碳酸血症和丘脑下部、鞍区或脑干部位手术,使自主神经中枢或血管运动中枢受刺激引起的脑血管扩张充血。

(2)颅内静脉回流受阻。

(3)出血。

(三)脑容积增加

正常情况下颅内容积除颅内容物体积外有 8%～10% 的缓冲体积即代偿容积。因此颅内容积很大,但代偿调节作用很小。常见脑水肿如下。①血管源性脑水肿:多见于颅脑损伤、脑肿瘤、脑手术后。②细胞毒性脑水肿:多见于低氧血症、高碳酸血症、脑缺血和缺氧。③渗透性脑水肿:常见于严重电解质紊乱(Na^+ 丢失)、渗透压降低,水中毒。

(四)颅内占位病变

常见于颅内血肿、颅内肿瘤、脑脓肿和脑寄生虫等。

二、临床表现

(一)头痛

头痛是颅内压增高最常见的症状,有时是唯一的症状。可呈持续性或间歇性,当用力、咳嗽、负重,早晨清醒时和较剧烈活动时加重,其原因是颅内压增高使脑膜、血管或神经受挤压、牵扯或炎症变化的刺激所致。急性和重度的颅内压增高可引起剧烈的头痛并常伴喷射性呕吐。

(二)恶心呕吐

多数颅内压增高患者都伴有恶心、不思饮食,重度颅内压增高可引起喷射性呕吐,呕吐之后头痛随之缓解,小儿较成人多见,其原因是迷走神经中枢和神经受刺激所引起。

(三)视力障碍和眼底变化

长期颅内压增高,使视神经受压,眼底静脉回流受阻。引起视神经萎缩造成视力下降、视物模糊和复视,眼底视盘水肿,严重者出现失明和眼底出血。

头痛、恶心呕吐、视盘水肿为颅内压增高的三大主要症状。

(四)意识障碍

意识障碍是反映脑受压的可靠及敏感指标,当大脑皮质、脑干网状结构广泛受压和损害即可出现意识障碍。颅内压增高早期患者可出现烦躁、嗜睡和定向障碍等意识不清的表现,晚期则出现朦胧和昏迷。末期出现深昏迷。梗阻性脑积水所引起的颅内压增高一般无意识障碍。

(五)瞳孔变化

由于颅内压不断增高而引起脑移位,中脑和脑干移位压迫和牵拉动眼神经可引起瞳孔对光反射迟钝。瞳孔不圆,瞳孔忽大忽小,一侧瞳孔逐渐散大,光反射消失;末期出现双侧瞳孔散大、固定。

(六)生命体征变化

颅内压增高,早期一般不会出现生命体征变化,急性或重度的颅内压增高可引起血压增高,脉压增大,呼吸、脉搏减慢综合征。随时有呼吸骤停及生命危险。常见于急性脑损伤患者,而脑肿瘤患者则很少出现血压升高。

(七)癫痫发作

约有20%的颅内压增高患者发生癫痫,为局限性癫痫小发作,如口角、单侧上、下肢抽搐,或癫痫大发作,大发作时可引起呼吸道梗阻,加重脑缺氧、脑水肿而加剧颅内压增高。

(八)颅内高压危象(脑疝形成)

1.颞叶钩回疝

即幕上肿瘤、水肿、血肿引起急剧的颅内压力增高,挤压颞叶向小脑幕裂孔或下方移位,同时压迫动眼神经、大脑后动脉和中脑,使脑干移位,产生剧烈的头痛、呕吐,血压升高,呼吸、脉搏减慢、不规则。很快进入昏迷,一侧瞳孔散大,光反射消失,对侧肢体偏瘫,去脑强直。此时如未进行及时的降颅压处理则会出现呼吸停止,双侧瞳孔散大、固定、血压下降、心跳停止。

2.枕骨大孔疝

枕骨大孔疝又称小脑扁桃体疝,主要是幕下肿瘤、血肿、水肿致颅内压力增高,挤压小脑扁桃体进入压力偏低的枕骨大孔,压迫延脑和颈 1～2 颈髓,患者出现剧烈头痛、呕吐、呼吸不规则、血压升高、心跳缓慢,随之很快出现昏迷、瞳孔缩小或散大、固定、呼吸停止。

三、护理

(一)护理目标

(1)了解引起颅内压增高的原因,及时对症处理。

(2)通过监测及早发现病情变化,避免意识障碍发生。

(3)颅内压得到控制,脑疝危象得以解除。

(4)患者主诉头痛减轻,自觉舒适,头脑清醒,睡眠改善。

(5)体液恢复平衡,尿比重在正常范围,无脱水症状和体征。

(二)护理措施

(1)观察神志、瞳孔变化 1 次/小时。如出现神志不清及瞳孔改变,预示颅内压力增高,需及时报告医师进行降颅内压处理。

(2)观察头痛的程度,有无伴随呕吐对剧烈头痛应及时对症降颅压处理。

(3)监测血压、脉搏、呼吸 1 次/1～2 小时,观察有无呼吸、脉搏慢、血压高,即"两慢一高"征。

(4)保持呼吸道通畅:呼吸道梗阻时,因患者呼吸困难,可致胸腔内压力增高、$PaCO_2$ 增高致脑血管扩张、脑血流量增多进而使颅内压增高。护理时应及时清除呼吸道分泌物和呕吐物。抬高床头 15°～30°,持续或间断吸氧,改善脑缺氧,减轻脑水肿。

(5)如脱水治疗的护理:应用高渗性脱水剂,使脑组织间的水分通过渗透作用进入血循环再由肾脏排出,可达到降低颅内压的目的。常用 20% 甘露醇 250 mL,15～30 分钟内滴完,2～4 次/天;呋塞米 20～40 mg,静脉或肌内注射,2～4 次/天。脱水治疗期间,应准确记录 24 小时出入液量,观察尿量、色,监测尿素氮和肌酐含量,注意有无水电解质紊乱和肝肾功能损害。脱水药物应严格按医嘱执行,并根据病情及时调整脱水药物的用量。

(6)激素治疗的护理:肾上腺皮质激素通过稳定血-脑屏障,预防和缓解脑水肿,改善患者症状。常用地塞米松 5～10 mg,静脉注射;或氢化可的松 100 mg,静脉注射,1～2 次/天;由于激素有引起消化道应激性溃疡出血、增加感染机会等不良反应,故用药的同时应加强观察,预防感染,避免发生并发症。

(7)颅内压监护。①监护方法:颅内压监护有植入法和导管法两种。植入法:将微型传感器植入颅内,传感器直接与颅内组织(硬脑膜外、硬脑膜下、蛛网膜下腔、脑实质等)接触而测压。导管法:以引流出的脑脊液或生理盐水充填导管,将传感器(体外传感器)与导管相连接,藉导管内的液体与传感器接触而测压。两种方法的测压原理均是利用压力传感器将压力转换为与颅内压力大小成正比的电信号,再经信号处理装置将信号放大后记录下来。植入法中的硬脑膜外法及导管法中的脑室法优点较多,使用较广泛。②颅内压监护的注意事项:监护的零点参照点一般位于外耳道的位置,患者需平卧或头抬高 10°～15°;监护前注意记录仪与传感器的零点核正,并注意大气压改变而引起的"零点飘移";脑室法时在脑脊液引流期间每 4～6 小时关闭引流管测压,了解颅内压真实情况;避免非颅内情况而引起的颅内压增高,如出现呼吸不畅、躁动、高热或体位不舒适、尿潴留时应及时对症处理;监护过程严格无菌操作,监护时间以 72～96 小时为宜,防止颅内感染。③颅内压监护的优点:颅内压增高早期,由于颅内容积代偿作用,患者无明显颅内压增高的临床表现,而颅内压监护时可发现颅内压提高和基线不平稳;较重的颅内压升高(ICP>40 mmHg)时,颅内压监护基线水平与临床症状出现及其严重程度一致;有些患者临床症状好转,但颅内压逐渐上升,预示迟发性(继发性)颅内血肿的形成;根据颅内压监护使用脱水剂,可以避免盲目使用脱水剂及减少脱水剂的用量,减少急性肾衰竭及电解质紊乱等并发症的发生。

(8)降低耗氧量:对严重脑挫裂伤、轴索损伤、脑干损伤的患者进行头部降温,降低脑耗氧量。有条件者行冬眠低温治疗。①冬眠低温的目的:降低脑耗氧量,维持脑血流和脑细胞能量代谢,减轻乳酸堆积,降低颅内压;保护血-脑屏障功能,抑制白三烯 B_4 生成及内源性有害因子的生成,减轻脑水肿反应;调节脑损伤后钙调蛋白酶Ⅱ活性和蛋白激酶活力,保护脑功能;当体温降至30 ℃,脑的耗氧量约为正常的 55%,颅内压力较降温前低 56%。②降温方法:根据医嘱首先给予足量冬眠药物,如冬眠Ⅰ号合剂(包括氯丙嗪、异丙嗪及哌替啶)或冬眠Ⅱ号合剂(哌替啶、异丙嗪、双氢麦角碱),待自主神经充分阻滞,御寒反应消失,进入昏睡状态后,方可加用物理降温措施。物理降温方法可采用头部戴冰帽,在颈动脉、腋动脉、肱动脉、股动脉等主干动脉表浅部放置冰袋,此外还可采用降低室温、减少被盖、体表覆盖冰毯等方法。降温速度以每小时下降 1 ℃为宜,体温降至肛温 33～34 ℃,腋温 31～33 ℃较为理想。体温过低易诱发心律失常、低血压、凝血障碍等并发症;体温>35 ℃,则疗效不佳。③缓慢复温:冬眠低温治疗一般为 3～5 天,复温应先停物理降温,再逐步减少药物剂量或延长相同剂量的药物维持时间直至停用;加盖被毯,必要时用热水袋复温,严防烫伤;复温不可过快,以免出现颅内压"反跳"、体温过高或中毒等。④预防并发症:定时翻身拍背、吸痰,雾化吸入,防止肺部感染;低温使心排血量减少,冬眠药物使外周血管阻力降低,在搬动患者或为其翻身时,动作应轻稳,以防发生直立性低血压;观察皮肤及肢体末端,冰袋外加用布套,并定时更换部位,定时局部按摩,以防冻伤。

(9)防止颅内压骤然升高:对烦躁不安的患者查明原因,对症处理,必要时给予镇静剂,避免剧烈咳嗽和用力排便;控制液体摄入量,成人每天补液量<2 000 mL,输液速度应控制在 30～40 滴/分;保持病室安静,避免情绪紧张,以免血压骤升而增加颅内压。

第五节 脊 髓 损 伤

脊髓损伤为脊柱骨折或骨折脱位的严重并发症。损伤高度以下的脊神经所支配的身体部位的功能会丧失。直接与间接的外力对脊柱的重击是造成脊髓损伤的主要原因,常见的原因有交通事故、枪伤、刀伤、自高处跌落,或是被掉落的东西击中脊椎,以及现在流行的一些水上运动,诸如划水、冲浪板、跳水等也都可能造成脊髓损伤。

一、护理评估

(一)病因分析

脊髓损伤是一种致残率高、后果严重的疾病,直接或间接暴力作用于脊柱和脊髓皆可造成脊髓损伤,间接暴力损伤比较常见,脊髓损伤的节段常发生于暴力作用的远隔部位,如从高处坠落,两足或臀部着地,或暴力作用于头顶、肩背部,而脊椎骨折发生在活动度较大的颈部和腰骶部,造成相应部位的脊髓损伤。脊柱骨折造成的脊髓损伤可分为屈曲型损伤、伸展型损伤、纵轴型损伤和旋转型损伤。

(二)临床观察

1.脊髓性休克期

脊髓损伤后,在损伤平面以下立即出现肢体的弛缓性瘫痪,肌张力减低,各种感觉和反射均消失,病理反射阴性,膀胱无张力,尿潴留,大便失禁,低血压[收缩压降至 9.3~10.7 kPa(70~80 mmHg)]。脊髓休克是损伤平面以下的脊髓节段失去高级中枢调节的结果,一般持续 2~4 周,再合并压疮或尿路感染时持续时间还可延长。

2.完全性脊髓损伤

在损伤平面以下,各种感觉均消失,肢体弛缓性瘫痪,深浅反射均消失,括约肌功能亦消失,经 2~4 周脊髓休克过后,损伤平面以下肌张力增高,腱反射亢进,病理反射阳性,出现总体反射,即受刺激时,髋、膝关节屈曲,踝关节跖屈,两下肢内收,腹肌收缩,反射性排尿和阴茎勃起等,但运动、感觉和括约肌功能无恢复。

3.不完全性脊髓损伤

在脊髓休克消失后,可见部分感觉、运动和括约肌功能恢复,但肌张力仍高,腱反射亢进,病理反射可为阳性。

4.脊髓瘫痪

(1)上颈段脊髓损伤:膈肌和肋间肌瘫痪,呼吸困难,四肢瘫痪,死亡率很高。

(2)下颈段脊髓损伤:两上肢的颈髓受损节段神经支配区,呈下运动神经元损害的表现,该节段支配的肌肉萎缩,呈条状感觉减退区,二头肌或三头肌反射减退;即上肢可有下神经元和上神经元两种损害症状同时存在,而两下肢为上运动神经元损害,表现为痉挛性截瘫。

(3)胸段脊髓损伤:有一清楚的感觉障碍平面,脊髓休克消失后,损伤平面以下、两下肢呈痉挛性瘫痪。

(4)胸腰段脊髓损伤:感觉障碍平面在腹股沟韧带上方或下方,如为第11~12 胸椎骨折,脊髓为腰段损伤,两下肢主要呈痉挛性瘫痪;第1~2 腰椎骨折,脊髓骶节段和马尾神经上部损伤,两下肢主要呈弛缓性瘫痪,并由于直肠膀胱中枢受损,尿失禁,不能建立膀胱反射性,直肠括约肌松弛,大便亦失禁。

(5)马尾神经损伤:第3~5 腰椎骨折,马尾神经损伤大多为不全性,两下肢大腿以下呈弛缓性瘫痪,尿便失禁。

(三)辅助诊断

1.创伤局部检查

了解损伤的原因,分析致伤方式,检查局部有无肿胀,压痛,有无脊柱后突畸形,棘突间隙是否增宽等。

2.神经系统检查

急诊患者反复多次检查,及时发现病情变化。

(1)感觉检查:以手接触患者损伤平面以下的皮肤,如患者有感觉,为不完全性脊髓损伤,然后分别检查触觉、痛觉、温冷觉和深部感觉,划出感觉障碍的上缘,并定时复查其上缘的变化。

(2)运动检查:了解患者肢体有无随意运动,记录肌力的等级,并重复检查,了解肌力变化的情况。

(3)反射检查:脊髓横断性损伤,休克期内所有深浅反射均消失,经 2~4 周休克消失后,腱反射亢进,病理反射阳性。

(4)括约肌功能检查:了解尿潴留和尿失禁,必要时作膀胱测压。肛门指诊,检查括约肌能否收缩或呈弛缓状态。

3.X 线检查

检查脊柱损伤的水平和脱位情况,较大骨折位置及子弹或弹片在椎管内滞留位置及有无骨折,并根据脊椎骨受损位置估计脊椎受损的程度。

4.CT 检查

可显示骨折部位,有无椎管内血肿。

5.MRI 检查

MRI 检查是目前对脊柱脊髓检查最理想的手段,不仅能直接看到脊髓是否有损伤,还能够判定其损伤的程度、类型及治疗后的估计。同时可清晰地看到椎间盘以及脊椎损伤压迫脊髓的情况。

二、常见护理问题

(一)肢体麻痹及下半身瘫痪

因脊髓完全受损的部位不同,故肢体麻痹的范围也不同。

(1)第 4 颈椎以上损伤:会引起完全麻痹,即躯干和四肢麻痹。

(2)第 1 胸椎以上损伤:会引起不完全麻痹,上肢神经支配完全,但躯干稳定力较差,下肢完全麻痹。

(3)第 6 胸椎以下受伤:会造成下半身瘫痪。

(二)营养摄入困难

(1)在脊髓受损后 48 小时之内,胃肠系统的功能可能会减低。

(2)脊髓损伤后,患者可能会出现消化功能障碍,以至患者对食物的摄取缺乏耐力,易引起恶心、呕吐,且摄入的食物也不易消化吸收。

(三)排泄问题

1.排尿功能障碍

(1)尿潴留:在脊髓休克期膀胱括约肌功能消失,膀胱无收缩功能。

(2)尿失禁:脊髓休克过后,损伤平面以下肌张力增高,膀胱中枢受损不能建立反射性膀胱,尿失禁。

2.排便功能障碍

由于脊髓受损,直肠失去反射,以至大便排出失去控制或不由自主地排出大便,而造成大便失禁。

(四)焦虑不安

患者在受伤后,突然变成下半身麻痹或四肢瘫痪,患者会出现伤心、失望及抑郁等心理反应,而不能面对现实,或对医疗失去信心。

三、护理目标

(1)护士能及时观察患者呼吸、循环功能变化并给予急救护理。

(2)患者知道摆放肢体良肢位的重要性。

(3)患者有足够的营养供应。

(4)患者能规律排尿。

(5)减轻焦虑。

(6)预防并发症。

四、护理措施

(一)做好现场急救护理

对患者迅速及较准确地作出判断,有无合并伤及重要脏器损伤,并根据其疼痛、畸形部位和功能障碍情况,判断有无脊髓损伤及其性质、部位。对颈段脊髓损伤者,首要是稳定生命体征。高位脊髓损伤患者,多有呼吸浅,呼吸困难,应配合医师立即气管切开,气管内插管。插管时特别注意,有颈椎骨折时,头部制动,绝对不能使头颈部多动;气管插管时,宜采用鼻咽插管,借助纤维喉镜插管。

(二)正确运送患者,保持脊柱平直

现场搬运患者时至少要三人蹲在患者一侧,协调一致平起,防止脊柱扭转屈曲,平放在硬板单架上。对有颈椎骨折者,有一人在头顶部,双手托下颌及枕部,保持轻度向头顶牵引,颈部中立位,旁置沙袋以防扭转。胸腰段骨折者在胸腰部垫一软垫,切不可一人抱腋下,另一人抱腿屈曲搬动,而致脊髓损伤加重。

（三）定时翻身，给予适当的卧位

（1）脊髓损伤患者给其提供硬板床，加用预防压疮的气垫床。

（2）翻身时应采用轴线翻身，保持脊柱呈直线，两人动作一致，防止再次脊髓损伤。每隔两小时翻身1次。

（3）仰卧位：患者仰卧位时髋关节伸展并轻度外展。膝伸展，但不能过伸。踝关节背屈，脚趾伸展。在两腿之间可放一枕头，可保持髋关节轻度外展。肩应内收，中立位或前伸，勿后缩。肘关节伸展，腕背屈约45°。手指轻度屈曲，拇指对掌。患者双上肢放在身体两侧的枕头上，肩下垫枕头要足够高，确保两肩部后缩，亦可将两枕头垫在前臂或手下，使手的位置高于肩部，可以预防重力性肿胀。

（4）侧卧位：髋膝关节屈曲，两腿之间垫上软枕，使上面的腿轻轻压在下面的枕头上。踝背屈，脚趾伸展。下面的肩呈屈曲位，上肢放于垫在头下和胸背部的两个枕头之间，以减少肩部受压。肘伸展，前臂旋后。上面的上肢也是旋后位，胸壁和上肢之间垫一枕头。

（四）供给营养

（1）在脊髓损伤初期，先给患者静脉输液，并插入鼻胃管以防腹胀。

（2）观察患者肠蠕动情况，当肠蠕动恢复后，可经口摄入饮食。

（3）给予高蛋白、高维生素、高纤维素的食物，以及足够的水分。

（4）若患者长期卧床不动，应限制含钙的食物的摄取，以防泌尿道结石。

（5）若患者有恶心、呕吐，应注意防止患者发生吸入性肺炎。

（五）大小便的护理

（1）脊髓损伤后最初几天即脊髓休克期，膀胱呈弛缓性麻痹，患者出现急性尿潴留，应立即留置导尿引流膀胱的尿液，导尿采用密闭式引流，使用抗反流尿袋。随时保持会阴部的清洁，每天消毒尿道口，定期更换尿管，以防细菌感染。

（2）患者出现便失禁及时处理，并保持肛周皮肤清洁、干燥无破损，在肛周涂皮肤保护剂。患者出现麻痹性肠梗阻或腹胀时，给予患者脐周顺时针按摩。可遵医嘱给予肛管排气或胃肠减压，必要时给予缓泻剂，使用热水袋热敷脐部。

（3）饮食中少食或不食产气过多的食物，如甜食、豆类食品等。指导患者食用含纤维素多的食物。鼓励患者多饮用热果汁。

（4）训练患者排便、排尿功能恢复。对痉挛性神经性膀胱患者的训练是：定时喝一定数量的水，使膀胱充盈，定时开放尿管，引流膀胱内尿液。也可定期刺激膀胱收缩排出尿液，如轻敲患者的下腹部（耻骨上方）、用手刺激大腿内侧，以刺激膀胱收缩。间歇性导尿,即4个小时导尿1次,这种方法可以使膀胱有一定的充盈,形成对排尿反应的生理刺激,这种冲动传到脊髓的膀胱中枢,可促进逼尿肌的恢复。

训练患者排便,应先确定患者患病前的排便习惯,并维持适当的高纤维素饮食与水分的摄取,以患者的习惯,选择一天中的一餐后进行排便训练,因患者饭后有胃结肠反射,可在患者臀下垫便盆,教导患者有效地以腹部压力来引发排便,如无效,则可戴手套伸入患者肛门口刺激排便,或再加甘油灌肠,每天固定时间训练。

(六)做好基础护理

患者脊髓受损后可出现四肢瘫或截瘫,生活自理能力缺陷,其一切生活料理均由护理人员来完成。每天定时翻身,变换体位,观察皮肤,保护皮肤完整性。保持床单位的平整。

(七)做好呼吸道管理

(1)$C_1 \sim C_4$ 受损者,膈神经、横膈及肋间肌的活动均丧失,并且无法深呼吸及咳嗽,为了维持生命,而行气管切开,并使用呼吸机辅助呼吸。及时吸痰保持呼吸道通畅。

(2)在损伤后48小时应密切观察患者呼吸形态的变化,呼吸的频率和节律。

(3)监测血氧饱和度及动脉血气分析的变化,以了解其缺氧的情况是否加重。

(4)在病情允许的范围内协助患者翻身,并指导患者深呼吸与咳嗽,以预防肺不张及坠积性肺炎等并发症。

(八)观察神经功能的变化

(1)观察脊髓受压的征象,在受伤的24～36小时内,每隔2～4小时就要检查患者四肢的肌力,肌张力、痛触觉等,以后每班至少检查1次。并及时记录患者感觉平面、肌张力、痛温触觉恢复的情况。

(2)检查发现患者有任何变化时,应立即通知医师,以便及时进行手术减压。

(九)脊髓手术护理

1.手术前护理

(1)观察脊髓受压的情况,特别注意维持患者的呼吸。

(2)观察患者脊柱的功能,以及活动与感觉功能的丧失或恢复情况。

(3)做好患者心理护理,解除患者的恐惧、忧虑和不安的心理。

（4）遵医嘱进行术前准备,灌肠排除肠内粪便,可减少手术后的肿胀和压迫。

2.手术后护理

（1）手术后搬运患者时,应保持患者背部平直,避免不必要的震动、旋转、摩擦和任意暴露患者;如为颈椎手术,则应注意颈部的固定,戴颈托。

（2）颈部手术后,应该去掉枕头平卧。必要时使用沙袋固定头部,保持颈椎平直。

（3）观察患者的一般情况,如皮肤的颜色、意识状况、定向力、生命体征以及监测四肢运动、肌力和感觉。

（4）颈椎手术时,由于颈部被固定,不能弯曲,常使口腔的分泌物不易咳出,应及时吸痰保持呼吸道的通畅。

（5）观察伤口敷料是否干燥,有无出血、有无液体自伤口处渗出,观察术后应用止痛泵的效果。

（十）颅骨牵引患者护理

（1）随时观察患者有无局部肿胀或出血的情况。

（2）由于颅骨牵引,时间过长枕部及肩胛骨易发生压疮,可根据情况应用减压贴。

（3）定期检查牵引的位置、功效是否正确,如有松动,及时报告医师。

（4）牵引时使用便器要小心,不可由于使用便器不当造成牵引位置、角度及功效发生改变。

（十一）预防并发症护理

脊髓损伤后常发生的并发症是压疮、泌尿系感染和结石、肺部感染、深静脉血栓形成和肢体挛缩。

1.压疮

定时评估患者皮肤情况采用诺顿评分,护士按照评分表中五项内容分别打分并相加,总分小于 14 分可认为患者是发生压疮的高危人群,必须进行严格的压疮预防。可应用气垫床,定时翻身缓解患者的持续受压,对于危险区域的皮肤应用减压贴、透明贴、皮肤保护剂赛肤润,保持床单平整、清洁,每班加强检查。

2.肺部护理

鼓励患者咳嗽,压住胸壁或腹壁辅助咳嗽。不能自行咳痰者进行气管内吸痰,变换体位进行体位引流,雾化吸入。颈段脊髓损伤者,必要时行气管切开,辅助呼吸。

3.防深静脉血栓形成

深静脉血栓形成常发生在伤后 10～40 天,主要原因是血流缓慢。临床表现为下肢肿胀、胀痛、皮肤发红,亦可肢体温度降低。防治的方法有患肢被动活动,穿预防深静脉血栓的弹力袜。定期测下肢周径,发现肿胀,立即制动。静脉应用抗凝剂,也可行彩色多普勒检查,证实为血栓者可行溶栓治疗,可用尿激酶或东凌克栓酶等。

4.预防痉挛护理

痉挛是中枢神经系统损害后出现的以肌肉张力异常增高为表现的综合征,痉挛可出现在肢体整体或局部,亦可出现在胸、背、腹部肌肉。有些痉挛对患者是有利的,比如股四头肌痉挛有助于患者的站立和行走,下肢肌痉挛有助于防止直立性低血压,四肢痉挛有助于防止深静脉血栓形成。但严重的肌痉挛会给患者带来很大的痛苦,妨碍自主运动的恢复,成为功能恢复的主要障碍。痉挛在截瘫患者常表现为以伸肌张力异常增高的痉挛模式,持续的髋膝踝的伸展,最后出现跟腱缩短,踝关节旋前畸形及内收肌紧张。患者从急性期开始采用抗痉挛的良肢体位摆放,下肢伸肌张力增高将下肢摆放为屈曲位。对肢体进行主动运动和被动运动,主动运动:作痉挛肌的拮抗肌适度的主动运动,对肌痉挛有交替性抑制作用。被动运动与按摩:进行肌肉按摩,或温和地被动牵张痉挛肌,可降低肌张力,有利于系统康复训练。冷疗或热疗可使肌痉挛一过性放松。水疗温水浸浴有利于缓解肌痉挛。

(十二)康复护理

(1)在康复医师的指导下,给予患者日常生活活动训练,使患者能自行穿脱衣服,进食、盥洗、大小便、沐浴及开关门窗,电灯、水龙头等增进患者自我照顾的能力。

(2)按照运动计划做肢体运动。颈椎以下受伤的患者,运用各种支具下床行走。

(3)指导患者及家属如何把身体自床上移到轮椅或床边的便器上。

(4)教导患者使用辅助的运动器材,如轮椅、助行器、手杖来加强自我照顾能力。

(十三)健康教育

患者和家属对突然遭受到脊髓外伤所带来的四肢瘫或截瘫事实不能接受,

患者和家属都比较紧张,因此对患者和家属的健康教育就非常重要。

（1）教导患者需保持情绪稳定,向患者简单的解释所有治疗的过程。

（2）鼓励家属参加康复治疗活动。

（3）告知患者注意安全,以防发生意外。

（4）教导运动计划的重要性,并能切实执行。

（5）教导家属能适时给予患者协助及心理支持,并时常给予鼓励。

（6）教导患者及家属,重视日常生活的照顾,预防并发症。

（7）定期返院检查。

五、评价

对脊髓损伤的患者,在提供必要的护理措施之后,应进行下列评价。

（1）患者的脊柱是否保持平直。

（2）患者的呼吸功能和循环功能是否维持在正常状态。

（3）是否提供足够的营养。

（4）是否为患者摆放良肢位,定时为患者翻身。

（5）患者的大小便排泄功能是否已经逐渐恢复正常,是否已经提供必要的协助和训练。

（6）患者是否经常保持皮肤清洁干燥,皮肤是否完整无破损。

（7）患者的运动、感觉、痛温触觉功能是否逐渐恢复。

（8）对脊髓手术的患者,是否提供了完整的手术前及手术后的护理。

（9）对患者是否进行了健康教育,患者接受的程度如何,是否掌握。

（10）对实施颅骨牵引的患者,是否提供了必要的牵引护理。

（11）在护理患者过程中是否避免了并发症的发生。

（12）患者及家属是否能够接受脊髓损伤这种心理冲击,是否提供了心理护理。

第五章 心内科护理

第一节 心律失常

心律失常是指心脏冲动的频率、节律、起源部位、传导速度与激动次序的异常。按其发生原理，划分为冲动形成异常和冲动传导异常两大类。

一、病因和发病机制

(一)病因

1.心脏病

心脏病如冠状动脉粥样硬化性心脏病、风湿性心脏病、心肌炎、高血压心脏病、肺源性心脏病、先天性心脏病等。

2.非心源性病因

非心源性病因如自主神经功能紊乱，内分泌代谢失常，酸中毒和电解质紊乱，强心苷、抗心律失常等药物过量，以及急性感染、颅脑病变、导管直接刺激等。

正常人在吸烟、饮酒、饱餐、疲劳、紧张、激动等情况下也可发生心律失常。

(二)发病机制

1.冲动形成异常

(1)异常自律性：自主神经系统兴奋性改变或心脏传导系统的内在病变，均可导致窦房结的自律性升高或降低，异位起搏点的自律性增强而发放不适当的冲动；心肌缺血、缺氧、洋地黄类药物中毒等因素可使无自律性的心肌细胞(如心房、心室肌细胞)，在病理状态下出现异常自律性，从而引起各种心律失常。

(2)触发活动：指局部儿茶酚胺浓度增高、低血钾、高血钙、洋地黄中毒时，心房、心室与希氏束-浦肯野组织在动作电位后产生除极活动，被称为后除极。若后除极的振幅增高并抵达阈值,则可引起反复激动。触发活动虽与自律性不同,但亦可导致持续性快速性心律失常。

2.冲动传导异常

折返是所有快速性心律失常最常见的发生机制。产生折返需要以下基本条件。

(1)心脏两个或多个部位的传导性与不应期各不相同,相互联结形成一个闭合环。

(2)其中一条通路可形成单向传导阻滞。

(3)另一通道传导缓慢,使原先发生阻滞的通道有足够时间恢复兴奋性。

(4)原先阻滞的通道再次激动,从而完成一次折返激动。冲动在环内反复循环,从而产生持续而快速的心律失常。

冲动传导至某处心肌,若恰逢生理性不应期,则可形成生理性阻滞或干扰现象。若冲动传导障碍并非由于生理性不应期所引起,则称为病理性传导阻滞。

二、常见的心律失常

(一)窦性心律失常

窦性心律失常主要包括窦性心动过速、窦性心动过缓、窦性停搏、窦性心律不齐和病态窦房结综合征。由窦房结冲动引起的心律,统称为窦性心律,其正常频率成人为 60～100 次/分。窦性心律的频率>100 次/分,称为窦性心动过速;<60 次/分,称为窦性心动过缓;窦性停搏指窦房结不能产生冲动,由低位起搏点(如房室结)发出逸搏或逸搏心律控制心室。当其节律发生快慢不一改变,不同 P-P 或 R-R 间期的差异大于 0.12 秒,称为窦性心律不齐。病态窦房结综合征简称病窦综合征,是由窦房结或其周围组织的器质性病变导致窦房结起搏或传导功能障碍,产生多种心律失常的综合表现。

1.症状

窦性心动过速可无症状或仅有心悸感;当窦性心动过缓心率过慢时,可引起头晕、乏力、胸痛等。患者可因躯体不适而紧张不安。长时间的窦性停搏如无逸搏,可使患者出现黑、头晕、或短暂意识障碍,严重时可发生抽搐。病窦综合征患者出现心脑供血不足的症状:头晕、头痛、乏力、心绞痛等,严重者发生阿-斯综合征。

2.体征

心率可超过 100 次/分(大多在 100～180 次/分)或低于 60 次/分,窦性心律不齐时表现为心率快慢稍不规则,常在吸气时心率加快,呼气时心率减慢。

(二)期前收缩

期前收缩又称过早搏动,由于异位起搏点兴奋性增高,发出的冲动提前使心脏收缩所致,是临床上最常见的心律失常。按其起源部位不同,分为房性、房室交界性、室性三类,其中以室性最为常见。此外,依据期前收缩出现的频度不同,分为偶发和频发;如与正常基础心律交替出现,可呈现二联律、三联律。在同一导联的心电图上室性期前收缩的形态不同,称为多源性室性期前收缩。

1.症状

偶发期前收缩时,患者可无症状,部分患者有心悸或心跳暂停感;当期前收缩频发或连续出现时,可出现心悸、乏力、头晕、胸闷、憋气、晕厥等症状,并可诱发或加重心绞痛、心力衰竭。如出现上述症状,应观察其程度、持续时间以及给日常生活带来的影响。期前收缩患者易过于注意自己脉搏和心跳的感觉,加之症状引起的不适而紧张、思虑过度。

2.体征

听诊呈心律不齐,期前收缩后出现较长的间歇,第一心音常增强,第二心音相对减弱甚至消失。

(三)阵发性心动过速

阵发性心动过速是一种阵发、快速而规律的异位心律,由三个或三个以上连续发生的期前收缩形成,又称异位性心动过速。根据异位起搏点的部位不同,可分为房性、房室交界性和室性阵发性心动过速。由于房性与房室交界性阵发性心动过速在临床上常难以区别,故统称为室上性阵发性心动过速,简称室上速。临床特点为突然发作、突然终止,可持续数秒、数小时甚至数天,自动停止或经治疗后停止。

1.症状

室上性阵发性心动过速发作时患者可感心悸、头晕、胸闷、心绞痛,严重者发生晕厥、黑、心力衰竭、休克。室性阵发性心动过速患者多有低血压、心绞痛、呼吸困难、晕厥、抽搐、甚至猝死等。评估时对有晕厥史的患者应详细询问发作的诱因、时间及过程。阵发性心动过速发作时病情重,患者常有恐惧感。

2.体征

室上性阵发性心动过速听诊心律规则,心率可达150～250次/分,心尖部第一心音强度一致。室性阵发性心动过速听诊心律略不规则,心率多在140～

220次/分,第一心音强度可不一致。

(四)扑动与颤动

当自发性异位搏动的频率超过阵发性心动过速的范围时,形成扑动或颤动。根据异位搏动起源的部位不同,可分为心房扑动与颤动、心室扑动与颤动。心房颤动是仅次于期前收缩的常见心律失常,远较心房扑动多见。心室扑动与颤动是极危重的心律失常。

1.症状

心房颤动多有心悸、胸闷、乏力,严重者可发生心力衰竭、休克、晕厥及心绞痛发作,心房内附壁血栓脱落可引起脑栓塞、肢体动脉栓塞、视网膜动脉栓塞等而出现相应的临床表现。患者可因体循环动脉栓塞致残而忧伤、焦虑。心室扑动与颤动的临床表现无差别,相当于心室停搏。一旦发生,患者立即出现阿-斯综合征,表现为意识丧失、抽搐、心跳呼吸停止。

2.体征

心房扑动者听诊时心律可规则亦可不规则。心房颤动者查体第一心音强弱不等,心室律绝对不规则,有脉搏短绌。室颤听诊心音消失,脉搏、血压测不到。评估房颤的患者,应仔细测定心率、心律、脉率,时间应在1分钟以上。

(五)房室传导阻滞

房室传导阻滞是指窦性冲动从心房传入心室过程中受到不同程度的阻滞。阻滞可发生在结间束、房室结、房室束、双侧束支等部位。根据阻滞的程度分为三度,第一度、第二度又称为不完全性房室传导阻滞,第三度称为完全性房室传导阻滞。第二度房室传导阻滞又分为1型(文氏现象和莫氏1型)和2型(莫氏2型),2型易发展成完全性房室传导阻滞。

1.症状

第一度房室传导阻滞患者常无症状;第二度Ⅰ型可有心悸与心脏停顿感;第二度Ⅱ型患者有乏力、头晕、胸闷、活动后气急、短暂晕厥感;第三度房室传导阻滞可出现心力衰竭和脑缺血症状,严重时出现阿-斯综合征,甚至猝死。

2.体征

第二度房室传导阻滞时,脉搏、心律不规则;第三度房室传导阻滞时心率慢而节律规则,心率常为20~50次/分,第一心音强弱不等,可闻及大炮音,血压偏低。

(六)预激综合征

预激综合征是指心房冲动提前激动部分或全部心室,或心室冲动提前激动部分或全部心房。发生预激的解剖学基础是:房室间除有正常的传导组织以外,还存在附加的房-室肌束连接,称为房室旁路或 Kent 束。另外尚有房-希束(James 束)、结室纤维束(Mahaim 束),较为少见。预激综合征患者除有典型的预激心电图表现外,临床上常有心动过速发作。

1.症状

预激综合征本身无任何症状,当引起快速室上性心动过速、心房颤动,可诱发心悸、胸闷、心绞痛、休克及心功能不全,甚至发生猝死。

2.体征

当出现快速室上性心律失常时心率增快;伴房颤时,可检测到脉搏短绌。

三、护理

(一)护理目标

患者活动耐力得到提高,能进行适当的活动;能保持良好的心理状态,焦虑减轻或消失;无心力衰竭、猝死等发生或发生时能得到及时抢救;获得心律失常的有关知识和自我护理技能。

(二)护理措施

1.休息与体位

(1)对无器质性心脏病的良性心律失常患者,鼓励其正常工作和生活,建立健康的生活方式,注意劳逸结合,避免过度疲劳。与患者及家属共同制订活动计划,告知患者限制最大活动量的指征。

(2)室性阵发性心动过速、第二度Ⅱ型及第三度房室传导阻滞等严重心律失常发作时,患者应绝对卧床休息。

(3)当心律失常发作导致胸闷、心悸、头晕时,嘱患者采取高枕卧位、半坐位或其他舒适体位,尽量避免左侧卧位,因左侧卧位可使患者感到心脏的搏动而加重不适感。

(4)保持病室安静、温度适宜,协助做好生活护理;关心患者,减少和避免任何不良刺激,促进身心休息。

(5)严格按医嘱给予抗心律失常药物,纠正因心律失常引起的心排血量的减少,改善机体缺氧状况,提高活动耐力。

(6)对伴有气促、发绀等缺氧指征的患者,给予氧气持续吸入,多采用2～4 L/min的流量。

2.心电监护,防治并发症

(1)对出现严重心律失常的患者必须进行心电监护,密切观察并记录有无引起猝死的危险征兆:①潜在的引起猝死危险的心律失常,如频发性、多源性、呈联律或呈 RonT 现象的室性期前收缩、第二度Ⅱ型房室传导阻滞。②随时有猝死危险的严重心律失常,如室性阵发性心动过速、心室颤动、第三度房室传导阻滞等。一旦发现上述情况应立即报告医师,配合紧急处理。

(2)严重心律失常患者突然出现心前区疼痛、心悸、头昏、晕厥、气促、乏力等症状,提示发生猝死先兆。嘱患者立即停止活动,安置半卧位,给予氧气吸入,密切观察患者的意识状态及生命体征变化,进行心电监护并通知医师,做好抢救准备。建立静脉通道,备好纠正心律失常的药物及其他抢救药品、电复律器、临时起搏器等。患者出现意识丧失、抽搐、大动脉搏动消失、呼吸停止、瞳孔散大等猝死表现时,应立即配合医师进行心肺复苏、非同步直流电复律或临时起搏等。

(3)避免劳累、情绪激动、感染等诱发心力衰竭的因素,遵医嘱给予纠正心律失常的药物。

(4)监测生命体征、皮肤颜色、温度、尿量、心电图等,判断心律失常的类型;观察有无头晕、晕厥、气急、烦躁不安等表现。一旦发生心力衰竭,积极采取相应的护理措施。

(5)监测血气分析结果、电解质及酸碱平衡情况。

3.抗心律失常药物应用的护理

(1)严格遵医嘱给予抗心律失常药物,注意给药途径、剂量、给药速度等。口服药应按时按量服用;静脉注射时速度应缓慢,必要时心电监测。

(2)观察用药过程中及用药后的心率、心律、血压、脉搏、呼吸、意识变化,观察疗效和药物不良反应,及时发现用药而引起的心律失常。①奎尼丁:对心脏的毒性反应较严重,可致心力衰竭、Q-T 间期延长及诱发室速甚至室颤而发生奎尼丁晕厥。有 30%的患者因药物不良反应需要停药,故在给药前需测量患者的血压、心率、心律,如血压<12.0/8.0 kPa(90/60 mmHg)、心率<60 次/分或心律不规则时,须与医师联系。因该药不良反应较重,故一般应白天给药,避免夜间给药。②利多卡因:大剂量使用可引起呼吸抑制、血压下降、房室传导阻滞等,应注意给药的剂量和速度。在治疗室性快速性心律失常时,一般先静脉推注 50～100 mg,有效后再以 2～4 mg/min 的速度静脉滴注维持。③普萘洛尔:可引起心动过缓、房室传导阻滞等,在给药前应测量患者的心率,当心率缓慢异常时应及时停药。④普罗帕酮:可引起恶心、呕吐、眩晕、视物模糊、房室传导阻滞、诱发和

加重心力衰竭等,餐时或餐后服用可减少胃肠道刺激。⑤胺碘酮:可有胃肠反应、肝功能损害、心动过缓、房室传导阻滞、低血压等,久服还可影响甲状腺功能和引起角膜碘沉着,少数患者可出现肺纤维化。⑥莫雷西嗪:可有头晕、头痛、震颤、恶心、呕吐、腹泻、血压下降、房室传导阻滞等。

4.心理护理

(1)向患者解释焦虑和恐惧情绪不仅加重心脏负荷,更易诱发或加重心律失常;说明心律失常的可治性,解除患者思想顾虑;鼓励患者说出焦虑的原因,评估焦虑程度。

(2)指导患者采用放松技术,如全身肌肉放松、缓慢深呼吸;鼓励患者参加力所能及的活动或适当的娱乐,如读书看报、听音乐等,以分散注意力。嘱患者积极配合治疗,尽早控制病情,从而减轻躯体不适和紧张情绪。

(3)对严重心律失常患者,应加强巡视,给予心理支持,以消除患者的恐惧心理。

(4)因焦虑程度严重而影响休息或加重病情时,按医嘱适当使用镇静、抗焦虑药。

5.健康指导

(1)向患者及家属讲解心律失常的常见病因、诱因及防治知识。

(2)嘱患者注意劳逸结合、生活规律;无器质性心脏病者,应积极参加体育锻炼,调整自主神经功能;有器质性心脏病者,根据心功能情况适当活动。

(3)指导患者戒烟酒,避免摄入刺激性食物如咖啡、浓茶等;饮食应低脂、易消化、富营养,少食多餐,避免饱餐,保持大便通畅。心动过缓患者避免排便时屏气,以免兴奋迷走神经而加重病情。

(4)指导患者保持乐观、稳定的情绪,分散注意力,不过分注意心悸的感受,使患者和家属理解良性心律失常对人体的影响主要是心理上的影响。

(5)有晕厥史的患者避免从事驾驶、高空作业等有危险的工作,有头昏、黑矇时立即平卧,以免晕厥发作时摔伤。

(6)说明服用抗心律失常药物的重要性,告知患者遵医嘱按时按量服药,不可随意增减药量或撤换药物,教会患者观察药物疗效和不良反应,有异常时及时就诊。

(7)教会患者及家属测量脉搏的方法,以利于病情自我监测;嘱患者每天至少测脉搏1次,每次应在1分钟以上;教会患者家属心肺复苏技术,以备紧急需要时应用。

（8）患者定期随访,经常复查心电图,及早发现病情变化。对安装人工心脏起搏器的患者及家属做好相应的指导。

（三）护理评价

通过治疗和护理,患者活动耐力增强;情绪稳定,焦虑或恐惧减轻或消失;获得心律失常的有关知识和自我护理技能;未发生心力衰竭、猝死等,或得到及时抢救。

第二节 心 肌 病

心肌病是指伴有心肌功能障碍性疾病。世界卫生组织和国际心脏病学会工作组将心肌病分为四型,即扩张型心肌病、肥厚型心肌病、限制型心肌病和致心律失常型心肌病。其中以扩张型心肌病的发病率最高,肥厚型心肌病为其次。

一、扩张型心肌病

扩张型心肌病的主要特征是一侧或双侧心腔扩大,室壁变薄,心肌收缩功能减退,伴或不伴充血性心力衰竭,常合并心律失常,病死率较高。男女比例为2.5∶1,发病率为 13～84/10 万。

（一）病因和病理

病因尚不清楚,除特发性、家族遗传性外,近年认为病毒感染是其重要原因。本病的病理改变以心腔扩张为主,室壁变薄,纤维瘢痕形成,常伴附壁血栓。组织学非特异性心肌细胞肥大、变性,特别是程度不同等纤维化等病变混合存在。

（二）临床表现

起病缓慢,逐渐出现活动后气急、心悸、胸闷、乏力甚至端坐呼吸,水肿和肝大等充血性心力衰竭。常合并各种心律失常,如室性期前收缩、房性期前收缩、房颤,晚期常发生室性心动过速甚至室颤,可导致猝死,部分可发生心、脑、肾等栓塞。主要体征:为心脏扩大及全心衰竭的体征,75%可听到第三或第四心音。

（三）实验室及其他辅助检查

1.胸部 X 线检查

心影明显增大,可见肺淤血征象。

2.心电图

心电图可见房颤、房室传导阻滞等心律失常改变及 ST-T 改变。

3.超声心动图

各心腔均扩大,左心室扩大早而显著,室壁运动普遍减弱。

4.其他

心导管检查、核素显影。

（四）治疗要点

尚无特殊治疗,主要是对症治疗,目前的治疗原则是针对心力衰竭和心律失常。限制体力活动,低盐饮食,应用洋地黄和利尿药物减轻心脏负荷,及时有效地控制心律失常,晚期条件允许进行心脏移植。

二、肥厚型心肌病

肥厚型心肌病是以左心室或右心室肥厚为特征,常为心肌非对称性肥厚,心室腔变小,以左心室血液充盈受阻,舒张期顺应性下降为基本病态的心肌病。临床上根据左心室流出道有无梗阻分为梗阻性肥厚型心肌病和非梗阻性肥厚型心肌病。

（一）病因和病理

本病常有明显家族史（约占 1/3）,目前认为是常染色体显性遗传疾病。本病的病理改变为主要改变在心肌,尤其是左心室形态学改变,其特征为不均等的心室间隔增厚。组织学特征为心肌细胞肥大、形态特异、排列紊乱。

（二）临床表现

部分患者可无自觉症状,因猝死或在体检中才被发现。非梗阻性肥厚型的临床表现类似扩张型心肌病。梗阻性轻者无症状,重者因心排血量下降而出现重要脏器血供不足的表现,如劳累后心悸、胸痛、乏力、头晕、晕厥,甚至猝死。突然站立、运动、应用硝酸甘油等使回心血量下降,加重左室流出道梗阻,上述症状加重,部分患者因肥厚心肌耗氧量上升致心绞痛,但硝酸甘油或休息多不能缓解。主要体征有心脏轻度增大,胸骨左缘第 3～4 肋间闻及收缩期杂音。

(三)实验室及其他辅助检查

1.X 线

心影左缘明显突出,提示左心室大块肥厚。但有些患者增大不明显,如合并心力衰竭则心影明显增大。

2.ECG

最常见为左心室肥大伴劳损(ST-T 改变),病理性 Q 波出现为本病的一个特征。

3.超声心动图

对本病的诊断有重要意义,可显示左心室和室间隔非对称性肥厚。

4.其他

左心室造影及左心导管术对确诊有重要价值。

(四)诊断要点

对不能用已知心脏病来解释的心肌肥厚应考虑本病可能。结合 ECG、超声心动图及心导管检查作出诊断。有阳性家族史(猝死、心脏增大等)更有助于诊断。

(五)治疗要点

本病的治疗原则为延缓肥厚的心肌,防止心动过速及维持正常窦性心律,减轻左室流出道狭窄和控制室性心律失常。目前主张应用 β 受体阻滞药及钙拮抗药治疗,减轻流出道肥厚心肌的收缩,降低流出道梗阻程度,增加心室充盈,增加心排血量,并可治疗室性心律失常。对重度梗阻性肥厚型心肌病可做介入或手术治疗,消除或切除肥厚的室间隔心肌。

三、护理

(一)护理评估

1.健康史

询问家族中有无心肌病的患者;发病前有无病毒的感染、酒精中毒以及代谢异常的情况;有无情绪激动、高强度运动、高血压等诱因。

2.身体状况

有无疲劳、乏力、心悸和气促以及胸痛,有无呼吸困难、肝大、水肿、胸腔积液或腹水的心衰表现。

3.心理-社会状况

患者有无恐惧,能否正确认识该疾病。

4.实验室检查

超声心动图检查结果,心电图检查,心导管检查确诊。

(二)主要护理诊断

1.疼痛

胸痛与肥厚型心肌耗氧量增加、冠状动脉供血相对不足有关。

2.气体交换受损

气体交换受损与心力衰竭有关。

3.潜在并发症

心力衰竭、心律失常、猝死。

(三)护理目标

(1)呼吸困难得以改善或消失。

(2)患者胸痛改善或消失。

(3)无并发症发生。

(四)护理措施

1.一般护理

(1)饮食:给予高蛋白、高维生素的清淡饮食。多食蔬菜和水果,少食多餐,避免便秘。合并心衰的患者,限制钠水摄入。

(2)活动和休息:限制体力活动尤为重要,可减轻心脏负荷、改善心功能。有心衰的患者应该绝对卧床休息。当心衰得到控制后仍应限制活动量。另外,肥厚型心肌病的患者体力活动时有晕厥或猝死的危险,故应避免持重、屏气以及剧烈运动,并避免单独外出。

(3)吸氧:根据缺氧程度调节流量。

2.病情观察

(1)观察患者的生命体征,必要时进行心电监护。

(2)严密观察有无并发症发生:观察患者有无乏力、呼吸困难、肝大、水肿等心力衰竭的表现,准确记录出入液量,定期测体重;附壁血栓易脱落导致动脉栓塞,观察患者有无偏瘫、失语、胸痛、咯血等的表现;及时发现心律失常的先兆,防止晕厥以及猝死。

(3)准备好抢救药物和用品。

3.用药护理

遵医嘱用药,以控制心力衰竭为主,观察疗效以及不良反应,严格控制滴数。

扩张型心肌病的患者对洋地黄的耐受差,要避免洋地黄中毒。

4.心理护理

不良情绪可使交感神经兴奋、心肌耗氧量增加,护理人员需耐心解释,安慰鼓励患者。

5.健康宣教

保证充足的休息和睡眠,避免劳累和上呼吸道感染。保持大便通畅和情绪稳定。遵医嘱服药,教会患者及其亲属观察其疗效和不良反应。

(五)护理评价

患者胸痛改善或消失;呼吸困难改善或消失;未发生并发症。

第三节　感染性心内膜炎

感染性心内膜炎为心脏内膜表面的微生物感染,伴赘生物形成。赘生物为大小不等、形状不一的血小板和纤维素团块,内含大量微生物和少量炎性细胞。瓣膜为最常受累部位,但感染也可发生在间隔缺损部位、腱索或心壁内膜。根据病程分为急性和亚急性:①急性感染性心内膜炎的特征为中毒症状明显;病程进展迅速,数天至数周引起瓣膜破坏;感染迁移多见;病原体主要为金黄色葡萄球菌。②亚急性感染性心内膜炎的特征为中毒症状轻;病程数周至数月;感染迁移少见;病原体以草绿色链球菌多见,其次为肠球菌。

感染性心内膜炎又可分为自体瓣膜、人工瓣膜和静脉药瘾者的心内膜炎。

一、自体瓣膜心内膜炎

(一)病因和发病机制

1.病因

链球菌和葡萄球菌分别占自体心内膜炎病原微生物的65%和25%。急性自体瓣膜心内膜炎主要由金黄色葡萄球菌引起,少数由肺炎球菌、淋球菌、A族链球菌和流感杆菌等所致。亚急性自体瓣膜心内膜炎最常见的致病菌是草绿色链球菌,其次为D族链球菌,表皮葡萄球菌,其他细菌较少见。

2.发病机制

(1)亚急性病例至少占2/3以上,发病与下列因素有关。①血流动力学因素;亚急性者主要发生于器质性心脏病,首先为心脏瓣膜病,尤其是二尖瓣和主动脉瓣;其次为先天性心血管病,如室间隔缺损、动脉导管未闭、法洛氏四联症和主动脉瓣缩窄。赘生物常位于血流从高压腔经病变瓣口或先天缺损至低压腔产生高速射流和湍流的下游,可能与这些部位的压力下降和内膜灌注减少,有利于微生物沉积和生长有关。高速射流冲击心脏或大血管内膜处致局部损伤易于感染。②非细菌性血栓性心内膜炎病变:当心内膜的内皮受损暴露其下结缔组织的胶原纤维时,血小板在该处聚集,形成血小板微血栓和纤维蛋白沉着,成为结节样无菌性赘生物,称非细菌性血栓性心内膜病变,是细菌定居瓣膜表面的重要因素。③短暂性菌血症:各种感染或细菌寄居的皮肤黏膜的创伤常导致暂时性菌血症,循环中的细菌若定居在无菌性赘生物上,即可发生感染性心内膜炎。④细菌感染无菌赘生物:取决于发生菌血症之频度和循环中细菌的数量、细菌黏附于无菌性赘生物的能力。草绿色链球菌从口腔进入血流的机会频繁,黏附力强,因而成为亚急性感染性心内膜炎的最常见致病菌。

细菌定居后,迅速繁殖,促使血小板进一步聚集和纤维蛋白沉积,感染赘生物增大。当赘生物破裂时,细菌又被释放进入血流。

(2)急性自体瓣膜心内膜炎发病机制尚不清楚,主要累及正常心瓣膜,主动脉瓣常受累。病原菌来自皮肤、肌肉、骨骼或肺等部位的活动感染灶。循环中细菌量大,细菌毒力强,具有高度侵袭性和黏附于内膜的能力。

(二)临床表现

1.症状

从暂时的菌血症至出现症状的时间长短不一,多在2周以内。

(1)亚急性感染性心内膜炎起病隐匿,可有全身不适、乏力、食欲缺乏、面色苍白、体重减轻等非特异性症状,头痛、背痛和肌肉关节痛常见。发热是最常见的症状,多呈弛张热型,午后和夜间较高,伴寒战和盗汗。

(2)急性感染性心内膜炎以败血症为主要临床表现。起病急骤,进展迅速,患者出现高热、寒战、呼吸急促,伴有头痛、背痛、胸痛和四肢肌肉关节疼痛,突发心力衰竭者较为常见。

2.体征

(1)心脏杂音:80%～85%的患者可闻及心脏杂音,杂音性质的改变为本病特征性表现,急性者要比亚急性者更易出现杂音强度和性质的变化,可由基础心脏病和(或)心内膜炎导致瓣膜损害所致,如赘生物的生长和破裂、脱落有关。腱索断裂或瓣叶穿孔是迅速出现新杂音的重要因素。

（2）周围体征：多为非特异性，近年已不多见。①瘀点，可出现于任何部位，以锁骨以上皮肤、口腔黏膜和睑结膜常见。②指和趾甲下线状出血。③Osler 结节，为指和趾垫出现的豌豆大的红或紫色痛性结节，略高出皮肤，亚急性者较常见。④Roth 斑，为视网膜的卵圆性出血斑块，其中心呈白色，亚急性者多见。⑤Janeway损害，是位于手掌或足底直径 1～4 mm 无压痛出血红斑，急性者常见。

（3）动脉栓塞：多见于病程后期，但约 1/3 的患者是首发症状。赘生物引起动脉栓塞占20％～40％，栓塞可发生在机体的任何部位。脑、心脏、脾、肾、肠系膜、四肢和肺为临床常见的动脉栓塞部位。脑栓塞可出现神志和精神改变、视野缺损、失语、吞咽困难、瞳孔大小不对称、偏瘫、抽搐或昏迷等表现。肾栓塞常出现腰痛、血尿等，严重者可有肾功能不全。脾栓塞时，患者出现左上腹剧痛，呼吸或体位改变时加重。肺栓塞常发生突然胸痛、气急、发绀、咯血。

（4）其他：贫血，较常见，主要由于感染导致骨髓抑制而引起，多为轻、中度，晚期患者可重度贫血。15％～50％病程超过 6 周的患者可有脾大；部分患者可见杵状指（趾）。

（三）并发症

（1）心脏并发症：心力衰竭为最常见并发症，其次为心肌炎。

（2）动脉栓塞和血管损害多见于病程后期，急性较亚急性者多见，部分患者中也可为首发症状。①脑：约 1/3 患者有神经系统受累，表现为脑栓塞、脑细菌性动脉瘤、脑出血（细菌性动脉瘤破裂引起）和弥漫性脑膜炎。患者出现神志和精神改变、失语、视野缺损、轻偏瘫、抽搐或昏迷等表现。②肾：大多数患者有肾脏损害，包括肾动脉栓塞和肾梗死、肾小球肾炎和肾脓肿。迁移性脓肿多见于急性患者。肾栓塞常出现血尿、腰痛等，严重者可有肾功能不全。③脾：发生脾栓塞，患者出现左上腹剧痛，呼吸或体位改变时加重。④肺：肺栓塞常出现突然胸闷、气急、胸痛、发绀、咯血等。⑤动脉：肠系膜动脉损害可出现急腹症症状；肢体动脉损害出现受累肢体变白或发绀、发冷、疼痛、跛行，甚至动脉搏动消失。⑥其他：可有细菌性动脉瘤、引起细菌性动脉瘤占 3％～5％。迁移性脓肿多见于急性期患者。

二、人工瓣膜心内膜炎

发生于人工瓣膜置换术后 60 天以内者为早期人工瓣膜心内膜炎，60 天以后发生者为晚期人工瓣膜心内膜炎。早期者常为急性暴发性起病，约 1/2 的致病菌为葡萄球菌,表皮葡萄球菌多于金黄色葡萄球菌;其次为革兰氏阴性杆菌和真菌。晚期者以亚急性表现常见,致病菌以链球菌最常见,其次为葡萄球菌。除赘生物形成外,常致人工瓣膜部分破裂、瓣周漏、瓣环周围组织和心肌脓肿,最常累及主动脉瓣。术后发热、出现心杂音、脾大或周围栓塞征,血培养同一种细菌阳性结果至少 2 次,可诊断本病。预后不良,难以治愈。

三、静脉药瘾者心内膜炎

静脉药瘾者心内膜炎多见于年轻男性。致病菌最常来源于皮肤,药物污染所致者较少见,金黄色葡萄球菌为主要致病菌,其次为链球菌、革兰氏阴性杆菌和真菌。大多累及正常心瓣膜,三尖瓣受累占 50% 以上,其次为主动脉瓣和二尖瓣。急性发病者多见,常伴有迁移性感染灶。亚急性表现多见于有感染性心内膜炎史者。年轻伴右心金黄色葡萄球感染者病死率在 5% 以下,而左心革兰氏阴性杆菌和真菌感染者预后不良。

四、护理

(一)护理目标

患者体温恢复正常,心功能改善,活动耐力增加;营养改善,抵抗力增强;焦虑减轻,未发生并发症或发生后被及时控制。

(二)护理措施

1.一般护理

(1)休息与活动:急性感染性心内膜炎患者应卧床休息,限制活动,保持环境安静,空气新鲜,减少探视。亚急性者,可适当活动,但应避免剧烈运动及情绪激动。

(2)饮食:给予清淡、高热量、高蛋白、高维生素、低胆固醇、易消化的半流质或软食,补充营养和水分。有心力衰竭者,适当限制钠盐的摄入。注意变换饮食口味,鼓励患者多饮水,做好口腔护理,以增进食欲。

2.病情观察

(1)观察体温及皮肤黏膜变化:每 4～6 小时测量体温一次,准确绘制体温曲线,以反映体温动态变化,判断病情进展及治疗效果。评估患者有无皮肤瘀点、指(趾)甲下线状出血、Osler 结节等皮肤黏膜病损。

(2)栓塞的观察:注意观察脑、肾、肺、脾和肢体动脉等栓塞的表现,脑栓塞出现神志和精神改变、失语、偏瘫或抽搐等;肾栓塞出现腰痛、血尿等;肺栓塞发生突然胸痛、呼吸困难、发绀和咯血等;脾栓塞出现左上腹剧痛;肢体动脉栓塞表现为肢体变白或发绀、皮肤温度降低、动脉搏动减弱或消失等。有变化及时报告医师并协助处理。

3.发热护理

高热患者应卧床休息,注意病室的温度和湿度适宜。给予冰袋物理降温或温水擦浴等,准确记录体温变化。出汗较多时可在衣服和皮肤之间垫上柔软毛巾,便于潮湿后及时更换,增强舒适感,并防止因频繁更衣而导致患者受凉。保证被服干燥清洁,以增加舒适感。

4.用药护理

抗微生物药物治疗是最重要的治疗措施。遵医嘱给予抗生素治疗,观察用药效果。坚持大剂量全疗程长时间的抗生素治疗,严格按照时间点用药,以确保维持有效的血药浓度。注意保护静脉,可使用静脉留置针,避免多次穿刺而增加患者的痛苦。注意观察药物的不良反应。

5.正确采集血培养标本

告诉患者暂时停用抗生素和反复多次采血培养的必要性,以取得患者的理解与配合。本病的菌血症为持续性,无须在体温升高时采血。每次采血量10～20 mL作需氧菌和厌氧菌培养,至少应培养3周。

(1)未经治疗的亚急性患者,应在第一天每间隔1小时采血1次,共3次。如次日未见细菌生长,重复采血3次后,开始抗生素治疗。

(2)用过抗生素者,停药2～7天后采血。

(3)急性患者应在入院后立即安排采血,在3小时内每隔1小时采血1次,共取3次血标本后,按医嘱开始治疗。

6.心理护理

由于发热、感染不易控制,疗程长,甚至出现并发症,患者常出现情绪低落、恐惧心理,应加强与患者的沟通,耐心解释治疗目的与意义,安慰鼓励患者,给予心理支持,使其积极配合治疗。

7.健康指导

告诉患者及家属有关本病的知识,坚持足够疗程的抗生素治疗的重要意义。患者在施行口腔手术、泌尿、生殖和消化道的侵入性检查或外科手术治疗前应预防性使用抗生素。嘱患者注意防寒保暖,保持口腔和皮肤清洁,少去公共场所,减少病原体入侵的机会。教会患者自我监测体温变化、有无栓塞表现,定期门诊随访。教育家属应给患者以生活照顾,精神支持,鼓励患者积极治疗。

(三)护理评价

通过治疗和护理患者体温基本恢复正常,心功能得到改善,提高了活动耐力;营养状况改善,抵抗力增强;焦虑减轻,未发生并发症或发生后得到及时控制。

第六章 骨科护理

第一节 肩关节周围炎

一、概述

肩关节周围炎,又称"五十肩""冻结肩""漏肩风",属中医"肩痹""肩凝"等范畴。是肩关节周围肌肉,肌腱滑液囊及关节囊的慢性损伤性炎症,以肩部疼痛,肩关节活动受限或僵硬等为临床特征。肩周炎的发生与发展大致可分为急性期、粘连期、缓解期。①急性期:病程约 1 个月,主要表现为肩部疼痛,肩关节活动受限,但有一定的活动度。②粘连期:病程 2～3 个月,本期患者疼痛症状已明显减轻,主要表现为肩关节活动严重受限,肩关节因肩周软组织广泛性粘连,活动范围极小,以外展及前屈运动时,肩胛骨随之摆动而出现耸肩现象。③缓解期:病程 2～3 个月,患者疼痛减轻,肩关节粘连逐渐消除而恢复正常功能。

二、治疗原则

主要采取非手术治疗。治疗方法有推拿、中药熏洗、封闭、理疗、小针刀、针灸、药物治疗、功能锻炼。

三、护理措施

(一)心理护理

肩周炎因病程长,患者畏痛而不敢活动,首先护理人员以亲切的语言同患者交谈,介绍肩周炎的发生发展及形成机制,使患者对自己的病情有所了解,鼓励患者树立战胜疾病的信心,积极配合治疗护理。

(二)侵入性治疗的护理

环境宜保持温暖,防止局部暴露受凉,同时要严格消毒,防止感染,注意观察患者面色、神志,防止晕针。封闭、针刺后 24 小时以内不宜熏洗,小针刀治疗 1 周内局部保持干燥。熏洗时,按中药熏洗护理常规护理。

四、功能锻炼

护士亲自示范讲解,教会患者主动行肩关节功能锻炼的方法,与患者一起制定锻炼计划和工作量。

(一)手指爬墙

双足分开与肩同宽面向墙壁或侧向墙壁站立,在墙壁画一高度标志,用患手指沿墙徐徐上爬。使上肢抬举到最大限度,然后沿墙回位,反复进行。每天 2～3 次,每次 10～15 分钟。

(二)手拉滑车

患者坐位或站立,双手拉住滑轮上绳子的把手,以健肢带动患肢,慢慢拉动绳子一高一低,两手轮换进行,逐渐加力,反复运动 5～10 分钟。

(三)弯腰划圈

两足分开与肩同宽站立,向前弯腰,上肢伸直下垂做顺逆时针方向划圈,幅度由小到大,速度由慢到快,每天 2 次,每次 5～10 分钟。

(四)其他

梳头,摸耳,内收探肩,后伸揉背,外展指路。

五、出院指导

(1)继续肩部功能锻炼,预防关节粘连,防止肌肉萎缩。

(2)日常生活中注意颈肩部保暖防寒,夏季防止肩部持续吹风,避免受凉,在阴凉处过久暴露。防止过猛过快,单调重复的肩部活动,提重物,承受应力时要有思想准备,防止肩损伤。

(3)加强营养,积极锻炼身体,多晒太阳,打太极拳。做好预防保健。

第二节 腰肌劳损

一、概述

腰肌劳损是指腰部肌肉、筋膜、韧带等软组织的慢性损伤,有人称为功能性腰痛,是由于长期下蹲,弯腰工作,腰背肌经常性的过度负重与疲劳,或工作时姿势不正确,并有腰部解剖特点缺陷等所致,可因腰部急性损伤治疗不及时或治疗不当,反复受伤后,遗留为慢性腰痛。临床表现为腰背疼痛,多为隐痛,时轻时重,反复发作休息后疼痛减轻,劳累后或阴雨天疼痛加重,喜用双手捶腰。

二、治疗原则

一般采用非手术疗法,手法治疗包括揉按,捏拿,理筋,从而达到舒筋活血,解痉止痛的目的。针灸配合艾灸、火罐、封闭疗法、穴位注射疗法、理疗、中药熏洗、药物治疗等。

三、护理措施

(一)休息

急性腰痛患者宜卧硬板床休息,平时可佩戴腰围保护。

(二)观察病情变化

深入病房,观察患者的疼痛性质、部位、规律,缓解或加重的原因,给予心理安慰,必要时口服活血化瘀或通络止痛的药物,观察药物作用及不良反应。

(三)推拿按摩

治疗时让患者排空大小便,稳定情绪,全身放松;在治疗过程中随时观察患者病情,如有不良反应,应停止治疗。

(四)理疗护理

(1)保持室内清洁、安静、空气流通,遮挡患者,保护隐私。

(2)加强巡视,注意倾听患者的主诉,观察患者面色、呼吸等。

(3)注意温热度,以患者舒适为宜,以防烫伤。

(4)根据个体的耐受能力,调节电流强度。

(五)中药熏洗

中药熏洗时,按中药熏洗护理措施护理。

(六)加强腰背部肌锻炼

如拱桥式、燕飞式,每天 2~3 次,每次 5~10 分钟,以不疲劳为度。

四、出院指导

(1)继续腰背肌锻炼。

(2)慎起居避风寒,禁止吸烟。

（3）掌握正确搬重物的姿势，弯腰搬重物时，屈髋屈膝。

（4）工作中避免久坐，适当活动。工作一段时间后应站起来活动变换姿势。

（5）长时间站立时，避免将身体的重心放在一侧肢体上。

（6）专业体育运动者，每天剧烈运动前要做充分的准备活动，活动后不宜立即行冷水浴。

（7）睡眠姿势以侧卧为宜，让髋膝处于适当的屈曲位。使腰部肌肉，韧带处于松弛状态，床垫不宜过软。

第三节　腰椎关节突出症

一、概述

（一）概念

腰椎间盘突出症是腰椎间盘变性，纤维环破裂，髓核突出刺激或压迫神经根、马尾神经所表现的一种综合征，是腰腿疼痛最常见的原因之一。腰椎间盘突出中以腰4～5、腰5～骶1间隙发病率最高，占90％～96％，多个椎间隙同时发病者仅占5％～22％。

（二）分型及病理

腰椎间盘突出症的分型方法较多，各有其根据及侧重面。从病理变化及CT、MRI发现，结合治疗方法可作如下分型。

1.膨隆型

纤维环有部分破裂，而表层完整，此时髓核因压力而向椎管局限性隆起，但表面光滑。这一类型经保守治疗大多数可缓解或治愈。

2.突出型

纤维环完全破裂，髓核突向椎管，但有后纵韧带或一层纤维膜覆盖，表面高低不平或呈菜花状。常需手术治疗。

3.脱垂游离型

破裂突出的椎间盘组织或碎块脱入椎管内或完全游离。此型不单可引起神经根症状，还易压迫马尾神经。非手术治疗往往无效。

4.Schmorl 结节及经骨突出型

前者是指髓核经上、下软骨终板的发育性或后天性裂隙突入椎体松质骨内；后者是髓核沿椎体软骨终板和椎体之间的血管通道向前纵韧带方向突出,形成椎体前缘的游离骨块。这两型临床上仅出现腰痛,而无神经根症状,无需手术治疗。

(三)病因

1.椎间盘退行性变

椎间盘退行性变是椎间盘突出的基本病因。随年龄增长,纤维环和髓核含水量逐渐减少,使髓核张力下降,椎间盘变薄。同时,透明质酸钠及角化硫酸盐减少,低分子量糖蛋白增加,原纤维变性及胶原纤维沉积增加,髓核失去弹性,椎间盘结构松弛、软骨板囊性变。

2.损伤

积累伤力是椎间盘变性的主要原因,也是椎间盘突出的诱因。积累伤力中,反复弯腰、扭转动作最易引起椎间盘损伤,故本病与某些职业、工种有密切关系,例如驾驶员、举重运动员和从事重体力劳动者。

3.遗传因素

有色人种本病发病率较低;<20 岁的青少年患者中约 32% 有阳性家族史。

4.妊娠

妊娠期盆腔、下腰部组织充血明显,各种结构相对松弛,而腰骶部又承受较平时更大的重力,这样就增加了椎间盘损害的机会。

5.其他

如遗传、吸烟以及糖尿病等诸多因素。

上腰段椎间盘症少见,其发生多存在下列因素:①脊柱滑脱症;②病变间隙原有异常;③过去有脊柱骨折或脊柱融合术病史。

(四)临床表现

腰椎间盘突出症常见于 20～50 岁患者,男女之比为(4～6):1。20 岁以内占 6% 左右,老人发病率最低。患者多有弯腰劳动或长期坐位工作史,首次发病常是半弯腰持重或突然扭腰动作过程中,其症状、体征如下所述。

1.症状

(1)腰痛:是大多数本病患者最先出现的症状,发生率约 91%。由于纤维环外层及后纵韧带受到突出髓核刺激,经窦椎神经而产生的下腰部感应痛,有时亦影响到臀部。

(2)坐骨神经痛:虽然高位腰椎间盘突出(腰 2~3,3~4)可引起股神经痛,但其发病率不足 5%。绝大多数患者是腰 4~5、腰 5~骶 1 间隙突出,故坐骨神经痛最为多见,发生率达 97% 左右。典型坐骨神经痛是从下腰部向臀部、大腿后方、小腿外侧直到足部的放射痛。约 60% 患者在喷嚏或咳嗽时由于增加腹压而使疼痛加剧。早期为痛觉过敏,病情较重者出现感觉迟钝或麻木。少数患者可有双侧坐骨神经痛。

(3)马尾神经受压:向正后方突出的髓核或脱垂、游离椎间盘组织可压迫马尾神经,出现大小便障碍、鞍区感觉异常。发生率占 0.8%~24.4%。

2.体征

(1)腰椎侧凸:是一种为减轻疼痛的姿势性代偿畸形,具有辅助诊断价值。如髓核突出在神经根外侧,上身向健侧弯曲,腰椎侧凸向患侧可松弛受压的神经根;当突出的髓核在神经根内侧时,上身向患侧弯曲,腰椎凸向健侧可缓解疼痛。如神经根与脱出的髓核已有粘连,则无论腰椎凸向何侧均不能缓解疼痛。

(2)腰部活动受限:几乎全部患者都有不同程度的腰部活动受限。其中以前屈受限最明显,是由于前屈位时进一步促使髓核向后移位并增加对受压神经根的牵张之故。

(3)压痛及骶棘肌痉挛:89% 患者在病变间隙的棘突间有压痛,其旁侧 1 cm 处压之有沿坐骨神经的放射痛。约 1/3 患者有腰部骶棘肌痉挛,使腰部固定于强迫体位。

(4)直腿抬高试验及加强试验:患者仰卧、伸膝、被动抬高患肢。正常人下肢抬高到 60°~70° 始感腘窝不适。本病患者神经根受压或粘连,下肢抬高在 60° 以内即可出现坐骨神经痛,成为直腿抬高试验阳性。其阳性率约 90%。在直腿抬高试验阳性时,缓慢降低患肢高度,待放射痛消失,这时再被动背屈患肢踝关节以牵拉坐骨神经,如又出现放射痛成为加强试验阳性。有时因突出髓核较大,抬高健侧下肢也可因牵拉硬脊膜而累及患侧诱发患侧坐骨神经发生放射痛。

(五)辅助检查

1.X 线平片

单纯 X 线平片不能直接反应是否存在椎间盘突出。片上所见脊柱侧凸,椎体边缘增生及椎间隙变窄等均提示退行性变。如发现腰骶椎结构异常(移行椎、椎弓根崩裂、脊椎滑脱等),说明相邻椎间盘将会由于应力增加而加快变性,增加突出的机会。

2.CT 和 MRI 检查

CT 可显示骨性椎管形态,黄韧带是否增厚及椎间盘突出的大小、方向等,对本病有较大诊断价值,目前已普遍采用。MRI 可全面地观察各腰椎间盘是否病变,也可在矢状面上了解髓核突出的程度和位置,并鉴别是否存在椎管内其他占位性病变。

3.其他检查

电生理检查(肌电图、神经传导速度及诱发电位)可协助确定神经损害的范围及程度,观察治疗效果。

(六)治疗原则

1.非手术治疗

腰椎间盘突出症中多数患者可经非手术疗法缓解或治愈。其目的是使椎间盘突出部分和受到刺激的神经根的炎性水肿加速消退,从而减轻或解除对神经根的刺激或压迫。非手术治疗主要适用于:①年轻、初次发作或病程较短者;②休息后症状可自行缓解者;③X 线检查无椎管狭窄。方法包括绝对卧床休息、持续牵引、理疗、推拿、按摩、封闭、髓核化学溶解法等。

2.经皮髓核切吸术

经皮髓核切吸术是通过椎间盘镜或特殊器械在 X 线监视下直接进入椎间隙,将部分髓核搅碎吸出,从而减轻了椎间盘内压力达到缓解症状的目的。主要适用于膨出或轻度突出型的患者,且不合并侧隐窝狭窄者。对明显突出或髓核已脱入椎管者仍不能回纳。与本方法原理和适应证类似的尚有髓核激光气化术。

3.手术治疗

已确诊的腰椎间盘突出症患者,经严格非手术治疗无效,马尾神经受压者或伴有椎管狭窄者可考虑行髓核摘除术。手术治疗有可能发生椎间盘感染、血管或神经根损伤,以及术后粘连症状复发等并发症,故应严格掌握手术指征及提高手术技巧。

近年来采用微创外科技术使手术损伤减小,取得良好效果。

(七)预防

由于腰椎间盘突出症是在退行性变基础上受到积累伤力所致,而积累伤又是加速退变的重要因素,故减少积累伤就显得非常重要。长期坐位工作者需注意桌椅高度,定时改变姿势。职业工作中常弯腰劳动者,应定时伸腰、挺胸活动,并使用宽腰带。治疗后患者在一定期间内佩戴腰围,但应同时加强腰背肌训练,增加脊柱的内在稳定性。长期使用腰围而不锻炼腰背肌,反可因失用性肌萎缩带来不良后果。如需弯腰取物,最好采用屈髋、屈膝下蹲方式,减少对椎间盘后方的压力。

二、护理评估

(一)一般评估

1.健康史

(1)一般情况:了解患者的性别、年龄、职业、营养状况、生活自理能力等。

(2)既往史:是否有先天性的椎间盘疾病、既往有无腰部外伤、慢性损伤史,是否做过腰部手术。

(3)外伤史:评估患者有无急性腰扭伤或损伤史。询问受伤时患者的体位、外来撞击的着力点,受伤后的症状和腰痛的特点和程度、致腰痛加剧或减轻的相关因素、有无采取制动和治疗措施。

(4)家族史:家中有无类似病史。

2.生命体征(T、P、R、BP)

按护理常规监测生命体征。

3.患者主诉

有无腰背痛、下肢痛、麻木、大小便障碍等症状。

4.相关记录

疼痛部位及程度,疼痛与腹压、活动、体位有无明显关系,有无跛行、脊柱畸形及活动受限,有无压痛、反射痛,双下肢肢体感觉运动情况等。

(二)身体评估

1.术前评估

(1)视诊:观察步态有无跛行、摇摆步态等;椎旁皮肤有无破损,肢体有无肿胀或肌萎缩;脊柱有无畸形。

(2)触诊:棘突、椎旁有无压痛,下肢、肛周感觉有无减退,肛门括约肌功能等。

(3)动诊:腰椎活动范围,腰部有无叩击痛,双下肢的运动功能、肌力、肌张力的变化,对比双侧有无差异等。

(4)量诊:肢体长度测量、肢体周径测量及腰椎活动度测量。

(5)特殊检查试验:直腿抬高试验、股神经牵拉试验、肛门反射等。

2.术后评估

(1)视诊:患者手术切口、步态、肢体有无肿胀或肌萎缩等。

(2)触诊:切口周围皮温有无增高,下肢有无肌肉萎缩,下肢、肛周感觉情况。

(3)动诊:双下肢的运动功能、肌力的变化,双侧有无差异,腰椎活动范围。

(4)量诊:肢体长度测量、肢体周径测量。

(5)特殊检查试验:直腿抬高试验、股神经牵拉试验、肛门反射等。

(三)心理-社会评估

观察患者的情绪变化,了解其对疾病的认知程度及对手术的了解程度,有无紧张、恐惧心理;评估患者的家庭及支持系统对患者的支持帮助能力等。

(四)辅助检查阳性结果评估

X线片显示腰椎生理曲度消失,侧突畸形、椎间隙变窄及椎体边缘骨质增生等。CT、MRI显示椎间盘突出的部位、程度及与有无神经根受压。

(五)治疗效果的评估

1.非手术治疗评估要点

(1)病史评估:了解与患者相关的情况,例如职业、有无外伤、发病时间、治疗经过等。

(2)影像资料评估:查看CT、MRI,了解椎管形态、观察腰椎间盘髓核突出的程度和位置等,分析是否需要手术治疗。

2.手术治疗评估要点

(1)心理评估:向患者介绍与疾病相关的知识,说明手术的重要性,解释手术的方式、术前术后的配合事项及目的,耐心解答问题,消除不良心理,使其增加战胜疾病的信心,积极配合治疗。

(2)既往史:了解患者全身的情况,是否有心脏病、高血压、糖尿病等,如有异常,积极治疗,减少术后并发症的发生。

(3)疼痛评估:评估患者疼痛诱发因素、部位、性质、程度和持续时间,并进行疼痛评分。

(4)神经功能评估:严密观察双下肢感觉运动及会阴部神经功能情况,并进行术前术后对比,可了解神经受压症状有无改善或加重。

三、护理诊断(问题)

(一)疼痛

与髓核受压水肿、神经根受压及肌痉挛有关。

（二）躯体移动障碍

与椎间盘突出或手术有关。

（三）便秘

与马尾神经受压或长期卧床有关。

（四）知识缺乏

与对疾病的认识有关。

（五）潜在并发症

脑脊液漏、椎间隙感染。

四、主要护理措施

（一）减轻疼痛

1.休息

长时间站立或坐立使腰椎负荷增加，神经根受压症状加重，故减轻腰椎负荷的方法就是卧床休息，卧硬板床，采取舒适、腰背肌放松体位。翻身时保持脊柱成一直线。

2.心理护理

指导患者放松心情，可让患者听音乐、看电视或与人聊天，分散其注意力。

3.药物镇痛

根据医嘱使用镇痛药或非类固醇消炎止痛药。

（二）患者活动能力改善、舒适度增加

（1）体位护理：术后平卧2小时后即可协助患者轴线翻身，四肢成舒适体位摆放。

（2）按摩受压部位，避免压疮发生，更换床单时避免拖、拉、推等动作。指导患者进行功能锻炼。

（3）协助患者做好生活护理。

（三）预防便秘

1.排便训练

多数患者不习惯床上排便而导致便秘，应指导患者床上使用便盆，指导床上排便。

2.饮食指导

指导患者多饮水，给予富含膳食纤维的易消化饮食，多食新鲜蔬菜、水果。

3.药物通便

根据医嘱使用开塞露、麻仁软胶囊等通便药物。

4.适宜环境及心理疏导

可在患者排便时挡上屏风,尽可能减少病房人员,并给患者予心理支持,给其提供适宜的环境和时间。

(四)功能锻炼

向患者说明术后功能锻炼对预防深静脉血栓、防止神经根粘连及恢复腰背肌功能的重要性。功能锻炼的原则:幅度由小到大、次数由少到多,以身体无明显不适为宜。

1.术后第1天

(1)踝泵运动:全范围地伸屈踝关节或360°旋转踝关节,在能承受的范围内尽可能多做,200～300次/天,以促进血液循环,防止深静脉血栓的形成。

(2)股四头肌舒缩运动:主动收缩和放松大腿肌肉,每次持续5～10秒,如此反复进行,100～200次/天,锻炼下肢肌力。

2.术后第2天

(1)直腿抬高运动:患者平卧于床上,伸直膝关节并收缩股四头肌后抬高患肢,抬到最高点时停留10～15秒,再缓慢放下,双下肢交替进行,每天3～4次,每次20分钟。

(2)屈膝屈髋运动:患者平卧于床上,下肢屈曲,双手抱住膝关节,使其尽可能向胸前靠近。

3.术后1周

腰背肌锻炼:采用5点支撑法,患者仰卧,屈肘伸肩,然后屈膝伸髋,以双脚双肘及头部为支点,使腰部离开床面,每天坚持数十次。

(五)并发症的护理

1.脑脊液漏

表现为恶心、呕吐和头痛等,伤口引流量大、色淡。给予去枕平卧、头低脚高位,伤口局部用沙袋压迫,同时放松引流负压,将引流瓶放置于床缘水平,遵医嘱补充大量液体。必要时探查伤口,行裂口缝合或修补硬膜。

2.椎间隙感染

椎间隙感染是椎节深部的感染,表现为腰背部疼痛和肌肉痉挛,并伴有体温升高。一般采用抗生素治疗。

(六)用药护理

遵医嘱按时、按量口服止痛药、神经营养药物。

(七)健康教育

1.起卧方法

术后坐位或下床时需戴腰围,起床时先平卧戴好腰围,然后侧卧,用双上肢慢慢撑起身体坐立。禁止平卧位突然起床的动作。由坐位改为卧位时先双手支撑慢慢侧卧,然后平卧,松开腰围。

2.维持正常体重

因肥胖会加重腰椎的负荷,超重或肥胖者必要时应控制饮食和减轻体重。

3.休息

术后注意劳逸结合,避免长时间坐位或站立,三个月内避免弯腰负重、提重物等活动,戴腰围6~8周。

五、护理效果评估

(1)患者舒适度增加,疼痛症状减轻或消失。

(2)患者躯体活动能力改善。

(3)患者下肢肌力增强。

(4)患者无并发症发生,或发生后得到及时处理。

第七章 妇产科护理

第一节 痛 经

痛经是指在行经前、后或月经期出现下腹疼痛、坠胀伴腰酸及其他不适，严重影响生活和工作质量者。痛经分为原发性痛经与继发性痛经两类。前者指生殖器官无器质性病变的痛经，称功能性痛经；后者指盆腔器质性病变引起的痛经，如子宫内膜异位症等。本节仅叙述原发性痛经。

一、护理评估

（一）健康史

原发性痛经常见于青少年，多发生在有排卵的月经周期，精神紧张、恐惧、寒冷刺激及经期剧烈运动可加重疼痛。评估时需了解患者的年龄和月经史、疼痛特点及与月经的关系、伴随症状和缓解疼痛的方法等。

（二）身体状况

1.痛经

痛经是主要症状，多自月经来潮后开始，最早出现在月经来潮前12小时，月经第1天疼痛最剧烈，持续2～3天后逐渐缓解。疼痛呈痉挛性，多位于下腹正中，常放射至腰骶部、外阴与肛门，少数人的疼痛可放射至大脚内侧。可伴面色苍白、出冷汗、恶心、呕吐、腹泻、头晕、乏力等。痛经多于月经初潮后1～2年发病。

2.妇科检查

生殖器官无器质性病变。

（三）心理-社会状况

患者缺乏痛经的相关知识,担心痛经可能影响健康及婚后的生育能力,表现为情绪低落、烦躁、焦虑;伴随着月经的疼痛,常常使患者抱怨自己是女性。

（四）辅助检查

B超检查生殖器官有无器质性病变。

（五）处理要点

以解痉、镇痛等对症治疗为主,并注意对患者的心理治疗。

二、护理问题

（一）急性疼痛

与经期宫缩有关。

（二）焦虑

与反复疼痛及缺乏相关知识有关。

三、护理措施

（一）一般护理

(1)下腹部局部可用热水袋热敷。

(2)鼓励患者多饮热茶、热汤。

(3)注意休息,避免紧张。

（二）病情观察

(1)观察疼痛的发生时间、性质、程度。

(2)观察疼痛时的伴随症状,如恶心、呕吐、腹泻。

(3)了解引起疼痛的精神因素。

（三）用药护理

遵医嘱给予解痉、镇痛药,常用药物有前列腺素合成酶抑制剂如吲哚美辛、布洛芬等,亦可选用避孕药或中药治疗。

（四）心理护理

讲解有关痛经的知识及缓解疼痛的方法,使患者了解经期下腹坠胀、腰酸、头痛等轻度不适是生理反应。原发性痛经不影响生育,生育后痛经可缓解或消失,从而消除患者紧张、焦虑的情绪。

（五）健康指导

进行经期保健的教育,包括注意经期清洁卫生,保持精神愉快,加强经期保护,避免剧烈运动及过度劳累,防寒保暖等。疼痛难忍时一般选择非麻醉性镇痛药治疗。

第二节　闭　　经

闭经是妇科常见症状,分为原发性闭经和继发性闭经两类。原发性闭经指年龄超过16岁,第二性征已发育,或年龄超过14岁,第二性征尚未发育,且无月经来潮者;继发性闭经指正常月经建立后,因病理性原因月经停止6个月,或按自身原来月经周期计算停经3个周期以上者。青春期以前、妊娠期、哺乳期以及绝经后的无月经均属生理现象。

一、护理评估

（一）健康史

原发性闭经较少见,常由于遗传性因素或先天性发育缺陷所致,评估时应注意患者生殖器官和第二性征发育情况及家族史。继发性闭经发病率高,病因复杂,评估时应详细询问患者月经史,已婚者应注意有无产后大出血、不孕及流产史。根据控制正常月经周期的四个环节,按病变部位将闭经分为下丘脑性闭经、垂体性闭经、卵巢性闭经及子宫性闭经。

1.下丘脑性闭经

最常见,以功能性原因为主。

（1）精神因素:精神创伤、紧张忧虑、环境改变、过度劳累、盼子心切或畏惧妊娠等可使内分泌调节功能紊乱而发生闭经。闭经多为一时性,可自行恢复。

（2）剧烈运动、体重下降和神经性厌食:均可诱发闭经。因初潮发生和月经维持有赖于一定比例（17%～20%）的机体脂肪,中枢神经对体重下降极为敏感。

（3）药物:一般在停药后3～6个月月经恢复。

2.垂体性闭经

垂体器质性病变或功能失调可影响卵巢功能而引起闭经。

（1）垂体梗死：常见于产后出血使垂体缺血坏死，出现闭经、性欲减退、毛发脱落、第二性征衰退等席汉综合征。

（2）垂体肿瘤：可引起闭经溢乳综合征。

3.卵巢性闭经

因性激素水平低落，子宫内膜不发生周期性变化而导致闭经。

（1）卵巢功能早衰：40岁前绝经者称卵巢功能早衰，常伴有围绝经期综合征的表现。

（2）卵巢功能性肿瘤、卵巢切除或组织破坏。

（3）多囊卵巢综合征：表现为闭经、不孕、多毛、肥胖、双侧卵巢增大。

4.子宫性闭经

月经调节功能及第二性征发育正常，但子宫内膜受到破坏或对卵巢激素不能产生正常的反应而引起闭经。

（1）先天性子宫发育不良或子宫切除术后者。

（2）子宫内膜损伤：子宫腔放射治疗后、结核性子宫内膜炎、子宫腔粘连综合征，后者因人工流产刮宫过度，使子宫内膜损伤粘连而无月经产生。

5.其他内分泌功能异常

甲状腺功能减退或亢进、肾上腺皮质功能亢进、糖尿病等可引起闭经。

（二）身体状况

了解患者的闭经类型、时间及伴随症状。注意观察患者精神状态、智力发育、营养与健康状况；检查全身发育状况，测量身高、体重、四肢与躯干比例；第二性征如音调、毛发分布、乳房发育状况，挤压乳腺有无乳汁分泌；妇科检查生殖器官有无发育异常和肿瘤等。

（三）心理-社会状况

患者担心闭经对自己的健康、性生活及生育能力有影响，病程过长及治疗效果不佳会加重患者及其家属的心理压力，产生情绪低落、焦虑，反过来又加重闭经。

（四）辅助检查

1.子宫功能检查

（1）诊断性刮宫：适用于已婚妇女，必要时可在宫腔镜直视下检查。

（2）子宫输卵管碘油造影：了解子宫腔及输卵管情况。

（3）药物撤退试验：①孕激素试验可评估内源性雌激素水平；②雌、孕激素序贯疗法。

2.卵巢功能检查

通过 B 超检查、基础体温测定、宫颈黏液结晶检查、阴道脱落细胞检查、血清激素测定、诊断性刮宫,了解排卵情况及体内性激素水平。

3.垂体功能检查

如垂体兴奋试验等。

4.其他检查

B 超检查、染色体检查及内分泌检查等。

(五)处理要点

(1)全身治疗:积极治疗全身性疾病,增强体质,加强营养,保持正常体重。

(2)心理治疗:精神因素所致闭经,应行心理疏导。

(3)病因治疗:子宫腔粘连、先天畸形、卵巢及垂体肿瘤等采取相应手术治疗。

(4)性激素替代疗法:根据病变部位及病因,给予相应激素治疗,常用雌激素替代疗法,雌、孕激素序贯疗法和雌、孕激素合并疗法。

(5)诱发排卵:常用氯米芬、HCG。

二、护理问题

(一)焦虑

与担心闭经对健康、性生活及生育的影响有关。

(二)功能障碍性悲哀

与长期闭经及治疗效果不佳,担心丧失女性形象有关。

三、护理措施

(一)一般护理

1.鼓励患者增加营养

营养不良引起的闭经者,应供给足够的营养。

2.保证睡眠

工作紧张引起的闭经者,鼓励患者加强锻炼,增强体质,注意劳逸结合。如为肥胖引起的闭经,指导患者进低热量饮食,但需要富有维生素和矿物质,嘱咐患者适当增加运动量。

(二)病情观察

(1)观察患者情绪变化,有无引起闭经的精神因素,如工作、家庭、生活等情况。

(2)对有人工流产、剖宫产史的闭经患者,应监测阴道流血情况及月经变化。

(3)注意患者体重增加或减少的数据和时间,与闭经前、后的关系。

(4)观察患者甲状腺有无肿大、有无糖尿病症状。

(三)用药护理

指导患者合理使用性激素,说明性激素的作用、不良反应、用药方法及注意事项。

(四)心理护理

讲解月经的生理知识,使患者了解闭经与女性特征、生育及健康的关系,减轻心理压力,避免闭经加重。对原发性闭经者,特别是生殖器官畸形者进行心理疏导,保持心情舒畅,正确对待疾病,提高对自我形象的认识。

(五)健康指导

(1)告知患者要耐心坚持规范治疗,在医师的指导下接受全身系统检查。

(2)短期治疗效果可能不明显,要有心理准备,不要放弃治疗,树立战胜疾病的信心。

第三节 子宫颈炎

子宫颈炎是指子宫颈发生的急性或慢性炎症。子宫颈炎是妇科常见疾病之一,包括宫颈阴道部炎症及宫颈管黏膜炎症。临床上分为急性子宫颈炎和慢性子宫颈炎。临床多见的子宫颈炎是急性子宫颈管黏膜炎,若急性子宫颈炎未经及时诊治或病原体持续存在,可导致慢性子宫颈炎症。

由于宫颈管黏膜上皮为单层柱状上皮,抗感染能力较差,当遇到多种病原体侵袭、物理化学因素刺激、机械性子宫颈损伤、子宫颈异物等,引起子宫颈局部充血、水肿,上皮变性、坏死,黏膜、黏膜下组织、腺体周围大量中性粒细胞浸润,或子宫颈间质内有大量淋巴细胞、浆细胞等慢性炎细胞浸润,可伴有子宫颈腺上皮及间质增生和鳞状上皮化生。因子宫颈阴道部鳞状上皮与阴道鳞状上皮相延续,亦可由阴道炎症引起宫颈阴道部炎症。

病原体种类。①性传播疾病的病原体:主要是淋病奈瑟菌及沙眼衣原体。②内源性病原体:与细菌性阴道病病原体、生殖道支原体感染有关。

一、护理评估

(一)健康史

1.一般资料

年龄、月经史、婚育史,是否处在妊娠期。

2.既往疾病史

详细了解有无阴道炎、性传播疾病及子宫颈炎症的病史,包括发病时间、病程经过、治疗方法及效果。

3.既往手术史

详细询问分娩手术史,了解阴道分娩时有无宫颈裂伤;是否做过妇科阴道手术操作及有无宫颈损伤、感染史。

4.个人生活史

了解个人卫生习惯,分析可能的感染途径。

(二)生理状况

1.症状

(1)急性子宫颈炎:阴道分泌物增多,呈黏液脓性,阴道分泌物的刺激可引起外阴瘙痒及灼热感;可出现月经间期出血、性交后出血等症状;常伴有尿道症状,如尿急、尿频、尿痛。

(2)慢性子宫颈炎:患者多无症状,少数患者可有阴道分泌物增多,呈淡黄色或脓性,偶有接触性出血、月经间期出血,偶有分泌物刺激引起外阴瘙痒或不适。

2.体征

(1)急性子宫颈炎:检查见脓性或黏液性分泌物从子宫颈管流出;用棉拭子擦拭子宫颈管时,容易诱发子宫颈管内出血。

(2)慢性子宫颈炎:检查可见宫颈呈糜烂样改变,或有黄色分泌物覆盖子宫颈口或从宫颈管流出,也可见子宫颈息肉或子宫颈肥大。

3.辅助检查

(1)实验室检查:分泌物涂片做革兰氏染色,中性粒细胞>30/高倍视野;阴道分泌物湿片检查白细胞>10/高倍视野;做淋菌奈瑟菌及沙眼衣原体检测,以明确病原体。

(2)宫腔镜检查:镜下可见血管充血,宫颈黏膜及黏膜下组织、腺体周围大量中性粒细胞浸润,腺腔内可见脓性分泌物。

(3)宫颈细胞学检查:宫颈刮片、宫颈管吸片,与宫颈上皮瘤样病变或早期宫颈癌相鉴别。

(4)阴道镜及活组织检查:必要时进行,以明确诊断。

(三)高危因素

(1)性传播疾病,年龄<25岁,多位性伴侣或新性伴侣且为无保护性交。

(2)细菌性阴道病。

(3)分娩、流产或手术致子宫颈损伤。

(4)卫生不良或雌激素缺乏,局部抗感染能力差。

(四)心理-社会因素

1.对健康问题的感受

是否存在因无明显症状,而不重视或延误治疗。

2.对疾病的反应

是否因病变在宫颈,又涉及生殖器官与性,而不愿及时就诊;或因阴道分泌物增多引起不适;或治疗效果不明显而烦躁不安;或遇有白带带血或接触性出血时,担心疾病的严重程度,疑有癌变而恐惧、焦虑。

3.家庭、社会及经济状况

家人对患者是否关心;家庭经济状况及是否有医疗保险。

二、护理诊断

(一)皮肤完整性受损

与宫颈上皮糜烂及炎性刺激有关。

(二)舒适的改变

与白带增多有关。

(三)焦虑

与害怕宫颈癌有关。

三、护理措施

(一)症状护理

1.阴道分泌物增多

观察阴道分泌物颜色、性状、气味及量,选择合适的药液进行阴道冲洗。在不清楚种类时,不可滥用冲洗液,指导患者勤换会阴垫及内裤,保持外阴清洁干燥。

2.外阴瘙痒与灼痛

嘱患者尽量避免搔抓,防止外阴部皮肤破损,减少活动,避免摩擦外阴。

(二)用药护理

药物治疗主要用于急性子宫颈炎。

1.遵医嘱用药

(1)经验性抗生素治疗:在未获得病原体检测结果前,采用针对衣原体的经验性抗生素治疗,阿奇霉素 1 g,单次顿服,或多西环素 100 mg,每天 2 次,连服 7 天。

(2)针对病原体的抗生素治疗:临床上除选用抗淋病奈瑟菌的药物外,同时应用抗衣原体感染的药物。对于单纯急性淋病奈瑟菌性子宫颈炎,常用药物有头孢菌素,如头孢曲松钠 250 mg,单次肌内注射,或头孢克肟 400 mg,单次口服等;对沙眼衣原体所致子宫颈炎,治疗药物有四环素类,如多西环素 100 mg,每天 2 次,连服 7 天。

2.用药观察

注意观察药物的不良反应,若出现不良反应,立即停药并通知医师。

3.用药注意事项

注意药物的半衰期及有效作用时间;注意药物的配伍禁忌;抗生素应现配现用。

4.用药指导

若病原体为沙眼衣原体及淋病奈瑟菌,应对性伴侣进行相应的检查和治疗。

(三)物理治疗及手术治疗的护理

1.宫颈糜烂样改变

若为无症状的生理性柱状上皮异位,无需处理;对伴有分泌物增多、乳头状增生或接触性出血,可给予局部物理治疗,包括激光、冷冻、微波等,也可以给予中药作为物理治疗前后的辅助治疗。

2.慢性子宫颈黏膜炎

针对病因给予治疗,若病原体不清可试用物理治疗,方法同上。

3.子宫颈息肉

配合医师行息肉摘除术。

4.子宫颈肥大

一般无需治疗。

（四）心理护理

（1）加强疾病知识宣传，引导患者正确认识疾病，及时就诊，接受规范治疗。

（2）向患者解释疾病与健康的问题，鼓励患者表达自己的想法。对病程长、迁延不愈的患者，给予关心和耐心解说，告知疾病的过程及防治措施；对病理检查发现宫颈上皮有异常增生的病例，告知通过密切监测，坚持治疗，可阻断癌变途径，以缓解焦虑心理，增加治疗的信心。

（3）与家属沟通，让其多关心患者，支持患者，坚持治疗，促进康复。

四、健康指导

（一）讲解疾病知识

向患者讲解子宫颈炎的疾病知识，告知及时就诊和规范治疗的重要性。

（二）个人卫生指导

嘱患者保持外阴清洁，每天清洗外阴 2 次，养成良好的卫生习惯，尤其是经期、孕产期及产褥期卫生，避免感染发生。

（三）随访指导

告知患者，物理治疗后有分泌物增多，甚至有多量水样排液，在术后 1～2 周脱痂时可有少量出血，是创面愈合的过程，不必应诊；如出血量多于月经量则需到医院就诊处理；在物理治疗后 2 个月内禁止性生活、盆浴和阴道冲洗；治疗后经过 2 个月经周期，于月经干净后 3～7 天来院复查，评价治疗效果，效果欠佳者可进行第二次治疗。

（四）体检指导

坚持每 1～2 年做 1 次体检，及早发现异常，及早治疗。

五、注意事项

（1）治疗前，应常规做宫颈刮片行细胞学检查。

（2）在急性生殖器炎症期不做物理治疗。

（3）治疗时间应选在月经干净后 3～7 天内进行。

（4）物理治疗后可出现阴道分泌物增多，甚至有大量水样排液，在术后 1～2 周脱痂时可有少许出血。

（5）应告知患者，创面完全愈合时间为 4～8 周，期间禁盆浴、性交和阴道冲洗。

（6）物理治疗有引起术后出血、宫颈管狭窄、感染的可能,应定期复查,观察创面愈合情况直到痊愈,同时检查有无宫颈管狭窄。

第四节 盆腔炎性疾病

盆腔炎性疾病(PID)是指女性上生殖道的一组炎性疾病,主要包括子宫内膜炎、输卵管炎、输卵管卵巢脓肿、盆腔腹膜炎。最常见的是输卵管炎及输卵管卵巢脓肿。

女性生殖系统具有比较完善的自然防御功能,当自然防御功能遭到破坏,或机体免疫力降低、内分泌发生变化或外源性病原体入侵而导致子宫内膜、输卵管、卵巢、盆腔腹膜、盆腔结缔组织发生炎症。感染严重时,可累及周围器官和组织,当病原体毒性强、数量多、患者抵抗力低时,常发生败血症及脓毒血症,若未得到及时治疗可能发生盆腔炎性疾病后遗症。

一、护理评估

(一)健康史

（1）了解既往疾病史、用药史、月经史及药物过敏史。

（2）了解流产、分娩的时间、经过及处理。

（3）了解本次患病的起病时间、症状、疼痛性质、部位、有无全身症状。

(二)生理状况

1.症状

（1）轻者无症状或症状轻微不易被发现,常表现为持续性下腹痛,活动或性交后加重;发热、阴道分泌物增多等。

（2）重者可表现为寒战、高热、头痛、食欲减退;月经期发病者可表现为经量增多、经期延长;腹膜炎者出现消化道症状,如恶心、呕吐、腹胀等;若脓肿形成,可有下腹包块及局部刺激症状。

2.体征

（1）急性面容、体温升高、心率加快。

（2）下腹部压痛、反跳痛及肌紧张。

(3)检查见阴道充血；大量脓性臭味分泌物从宫颈口外流；穹隆有明显触痛；宫颈充血、水肿、举痛明显；子宫体增大有压痛且活动受限；一侧或双侧附件增厚，有包块，压痛。

3.辅助检查

(1)实验室检查：宫颈黏液脓性分泌物，或阴道分泌物0.9％氯化钠溶液湿片中见到大量白细胞；红细胞沉降率升高；血C-反应蛋白升高；宫颈分泌物培养或革兰氏染色涂片淋病奈瑟菌阳性或沙眼衣原体阳性。

(2)阴道超声检查：显示输卵管增粗，输卵管积液，伴或不伴有盆腔积液、输卵管卵巢肿块。

(3)腹腔镜检查：输卵管表面明显充血；输卵管壁水肿；输卵管伞端或浆膜面有脓性渗透物。

(4)子宫内膜活组织检查证实子宫内膜炎。

(三)高危因素

1.年龄

盆腔炎性疾病高发年龄为15～25岁。

2.性活动及性卫生

初次性交年龄小、有多个性伴侣、性交过频以及性伴侣有性传播疾病；有使用不洁的月经垫、经期性交等。

3.下生殖道感染

性传播疾病，如淋病奈瑟菌性宫颈炎、衣原体性宫颈炎以及细菌性阴道病。

4.子宫腔内手术操作后感染

刮宫术、输卵管通液术、子宫输卵管造影术、宫腔镜检查、人工流产、放置宫内节育器等手术时，消毒不严格或术前适应证选择不当，导致感染。

5.邻近器官炎症直接蔓延

如阑尾炎、腹膜炎等蔓延至盆腔。

6.复发

盆腔炎性疾病再次发作。

(四)心理-社会因素

1.对健康问题的感受

是否存在因无明显症状或症状轻，而不重视致延误治疗。

2.对疾病的反应

是否由于慢性疾病过程长，患者思想压力大而产生焦虑、烦躁情绪；若病情严重,则担心预后,患者往往有恐惧、无助感。

3.家庭、社会及经济状况

是否存在因炎症反复发作,严重影响妇女生殖健康甚至导致不孕,且增加家庭与社会经济负担。

二、护理诊断

(一)疼痛

与感染症状有关。

(二)体温过高

与盆腔急性炎症有关。

(三)睡眠型态紊乱

与疼痛或心理障碍有关。

(四)焦虑

与病程长治疗效果不明显或不孕有关。

(五)知识缺乏

与缺乏经期卫生知识有关。

三、护理措施

(一)症状护理

1.密切观察

分泌物增多,观察阴道分泌物颜色、性状、气味及量,选择合适的药液进行阴道冲洗。在不清楚阴道炎的种类时,不可滥用冲洗液,指导患者勤换会阴垫及内裤,保持外阴清洁干燥。

2.支持疗法

卧床休息,取半卧位,有利于脓液积聚于直肠子宫陷凹,使炎症局限;给高热量、高蛋白、高维生素饮食或半流质饮食,及时补充丢失的液体;对出现高热的患者,采取物理降温,出汗时及时更衣,保持身体清洁舒服;若患者腹胀严重,应行胃肠减压。

3.症状观察

密切监测生命体征,测体温、脉搏、呼吸、血压,每4小时1次;物理降温后30分钟测体温,以观察降温效果。若患者突然出现腹痛加剧、寒战、高热、恶心、呕吐、腹胀,应立即报告医师,同时做好剖腹探查的准备。

(二)用药护理

1.门诊治疗

指导患者遵医嘱用药,了解用药方案并告知注意事项。常用方案:头孢西丁钠 2 g,单次肌内注射,同时口服丙磺舒 1 g,然后改为多西环素 100 mg,每天2 次,连服 14 天,可同时加服甲硝唑400 mg,每天 2～3 次,连服 14 天;或选用其他第三代头孢菌素与多西环素、甲硝唑合用。

2.住院治疗

严格遵医嘱用药,了解用药方案并密切观察用药反应。

(1)头霉素类或头孢菌素类药物:头孢西丁钠 2 g,静脉滴注,每 6 小时 1 次。头孢替坦二钠 2 g,静脉滴注,每 12 小时 1 次。加多西环素 100 mg,每 12 小时 1 次,静脉输注或口服。对不能耐受多西环素者,可用阿奇霉素替代,每次 500 mg,每天 1 次,连用 3 天。对输卵管卵巢脓肿患者,可加用克林霉素或甲硝唑。

(2)克林霉素与氨基糖苷类药物联合方案:克林霉素 900 mg,每 8 小时 1 次,静脉滴注;庆大霉素先给予负荷量(2 mg/kg),然后予维持量(1.5 mg/kg),每 8 小时 1 次,静脉滴注;临床症状、体征改善后继续静脉应用 24～48 小时,克林霉素改口服,每次 450 mg,1 天 4 次,连用 14 天;或多西环素 100 mg,每 12 小时 1 次,连续用药14天。

3.观察药物疗效

若用药后 48～72 小时,体温持续不降,患者症状加重,应及时报告医师处理。

4.中药治疗

主要为活血化瘀、清热解毒药物。可遵医嘱指导服中药或用中药外敷腹部,若需进行中药保留灌肠,按保留灌肠操作规程完成。

(三)手术护理

1.药物治疗无效

经药物治疗 48～72 小时,体温持续不降,患者中毒症状加重或包块增大者。

2.脓肿持续存在

经药物治疗病情好转,继续控制炎症数天(2～3 周),包块仍未消失但已局限化。

3.脓肿破裂

突然腹痛加剧,寒战、高热、恶心、呕吐、腹胀,检查腹部拒按或有中毒性休克表现。

（四）心理护理

（1）关心患者，倾听患者诉说，鼓励患者表达内心感受，通过与患者进行交流，建立良好的护患关系，尽可能满足患者的合理需求。

（2）加强疾病知识宣传，解除患者思想顾虑，增加其对治疗的信心。

（3）与家属沟通，指导家属关心患者，与患者及家属共同探讨适合个人的治疗方案，取得家人的理解和帮助，减轻患者心理压力。

四、健康指导

（一）讲解疾病知识

向患者讲解盆腔炎性疾病的疾病知识，告知及时就诊和规范治疗的重要性。

（二）个人卫生指导

保持会阴清洁做好经期、孕期及产褥期的卫生宣传。

（三）性生活指导及性伴侣治疗

注意性生活卫生，月经期禁止性交。

（四）饮食生活指导

给高热量、高蛋白、高维生素饮食，增加营养，积极锻炼身体，注意劳逸结合，不断提高机体抵抗力。

（五）随访指导

对于抗生素治疗的患者，应在 72 小时内随诊，明确有无体温下降、反跳痛减轻等临床症状改善。若无改善，需做进一步检查。对沙眼衣原体以及淋病奈瑟菌感染者，可在治疗后 4～6 周复查病原体。

五、注意事项

（一）倾听患者主诉

应仔细倾听患者主诉，全面了解患者疾病史，认真阅读治疗方案，制订相应的护理计划，配合完成相应治疗和处理。

（二）预防宣传

（1）注意性生活卫生，减少性传播疾病。

（2）及时治疗下生殖道感染。

（3）进行公共卫生教育,提高公民对生殖道感染的认识,明白预防感染的重要性。

（4）严格掌握妇科手术指征,做好术前准备,严格无菌操作,预防感染。

（5）及时治疗盆腔炎性疾病,防止后遗症发生。

第五节　妊　娠　剧　吐

妊娠剧吐是指妊娠期恶心,频繁呕吐,不能进食,导致脱水,酸碱平衡失调以及水电解质紊乱,甚至肝肾功能损害,严重可危及孕妇生命。其发生率为0.3%～1%。

一、病因

尚未明确,可能与下列因素有关。

(一)绒毛膜促性腺激素(HCG)水平增高

因早孕反应的出现和消失的时间与孕妇血清 HCG 值上升、下降的时间一致;另外多胎妊娠、葡萄胎患者 HCG 值,显著增高,发生妊娠剧吐的概率也增高;而终止妊娠后,呕吐消失。但症状的轻重与血 HCG 水平并不一定呈正相关。

(二)精神及社会因素

恐惧妊娠、精神紧张、情绪不稳、经济条件差的孕妇易患妊娠剧吐。

(三)幽门螺杆菌感染

近年研究发现妊娠剧吐的患者与同孕周无症状孕妇相比,血清抗幽门螺杆菌的 IgG 浓度升高。

(四)其他因素

维生素缺乏,尤其是维生素 B_6 缺乏可导致妊娠剧吐;变态反应;研究发现几种组织胺受体亚型与呕吐有关,临床上抗组胺治疗呕吐有效。

二、病理生理

（1）频繁呕吐导致失水、血容量不足、血液浓缩、细胞外液减少,钾、钠等离子丢失使电解质平衡失调。

（2）不能进食，热量摄入不足，发生负氮平衡，使血浆尿素氮及尿酸升高；由于机体动用脂肪组织供给热量，脂肪氧化不全，导致丙酮、乙酰乙酸及 β-羟丁酸聚集，产生代谢性酸中毒。

（3）由于脱水、缺氧血转氨酶值升高，严重时血胆红素升高。机体血液浓缩及血管通透性增加，另外，钠盐丢失，不仅尿量减少，尿中可出现蛋白及管型。肾脏继发性损害，肾小管有退行性变，部分细胞坏死，肾小管的正常排泌功能减退，终致血浆中非蛋白氮、肌酐、尿酸的浓度迅速增加。肾功能受损和酸中毒使细胞内钾离子较多地移到细胞外，出现高钾血症，严重时心脏停搏。

（4）病程长达数周者，可致严重营养缺乏，由于维生素 C 缺乏，血管脆性增加，可致视网膜出血。

三、临床表现

（一）恶心、呕吐

多见于年轻初孕妇，一般停经 6 周左右出现恶心、呕吐，逐渐加重直至频繁呕吐不能进食。

（二）水电解质紊乱

严重呕吐、不能进食导致失水电解质紊乱，使氢、钠、钾离子大量丢失，出现低钾血症。营养摄入不足可致负氮平衡，使血浆尿素氮及尿素增高。

（三）酸碱平衡失调

机体动用脂肪组织供给能量，使脂肪代谢中间产物酮体增多，引起代谢性酸中毒。病情发展，可出现意识模糊。

（四）维生素缺乏

频繁呕吐、不能进食可引起维生素 B_1 缺乏，导致 Wernicke-Korsakoff 综合征。维生素 K 缺乏，可致凝血功能障碍，常伴血浆蛋白及纤维蛋白原减少，增加孕妇出血倾向。

四、辅助检查

（1）尿液检查：患者尿比重增加，尿酮体阳性，肾功能受损时，尿中可出现蛋白和管型。

（2）血液检查：血液浓缩，红细胞计数增多，血细胞比容上升，血红蛋白值增高；血酮体可为阳性，二氧化碳结合力降低；肝肾功能受损害时胆红素、转氨酶、肌酐和尿素氮升高。

（3）眼底检查：严重者出现眼底出血。

五、诊断及鉴别诊断

根据病史、临床表现及妇科检查，诊断并不困难。可用 B 超检查排除滋养叶细胞疾病，此外尚需与可引起呕吐的疾病，如急性病毒性肝炎、胃肠炎、胰腺炎、胆管疾病、脑膜炎、脑血管意外及脑肿瘤等鉴别。

六、并发症

（一）Wernicke-Korsakoff 综合征

发病率为妊娠剧吐患者的 10％，是由于妊娠剧吐长期不能进食，导致维生素 B_1 缺乏引起的中枢系统疾病，Wernicke 脑病和 Korsakoff 综合征是一个病程中的先后阶段。

维生素 B_1 是糖代谢的重要辅酶，参与糖代谢的氧化脱羧代谢，维生素 B_1 缺乏时，体内丙酮酸及乳酸堆积，发生糖代谢的三羧酸循环障碍，使得主要靠糖代谢供给能量的神经组织、骨骼肌和心肌代谢出现严重障碍。病理变化主要发生在丘脑、下丘脑的脑室旁区域、中脑导水管的周围区灰质、乳头体、第四脑室底部，迷走神经运动背核，可出现不同程度的神经细胞和神经纤维轴索或髓鞘的丧失，伴有星形细胞和小胶质细胞的增生。毛细血管扩张，血管的外膜和内皮细胞明显增生，有散在小出血灶。

Wernicke 脑病表现为眼球震颤、眼肌麻痹等眼部症状，躯干性共济失调及精神障碍，可同时出现，但大多数患者精神症状迟发。Korsakoff 综合征表现为严重的近事记忆障碍，表情呆滞、缺乏主动性，产生虚构与错构。部分伴有周围神经病变。严重时发展为永久性的精神、神经功能障碍，出现神经错乱、昏迷甚至死亡。

（二）Mallory-Weis 综合征

胃-食管连接处的纵向黏膜撕裂出血，引起呕血和黑粪。严重时，可使食管穿孔，表现为胸痛、剧吐、呕血，需急症手术治疗。

七、治疗与护理

治疗原则：休息，适当禁食，计出入量，纠正脱水、酸中毒及电解质紊乱，补充营养，并需要良好的心理支持。

（一）补液治疗

每天应补充葡萄糖液、生理盐水、平衡液，总量 3 000 mL 左右，加维生素 B_6 100 mg。维生素 C 2～3 g，维持每天尿量大于等于 1 000 mL，肌内注射维生素 B_1，每天 100 mg。为了更好地利用输入的葡萄糖，可适当加用胰岛素。根据血钾、血钠情况决定补充剂量。根据二氧化碳结合力值或血气分析结果，予以静脉滴注碳酸氢钠溶液。

一般经上述治疗 2～3 天后，病情大多迅速好转，症状缓解。待呕吐停止后，可试进少量流食，以后逐渐增加进食量，调整静脉输液量。

（二）终止妊娠

经上述治疗后，若病情不见好转，反而出现下列情况，应迅速终止妊娠：①持续黄疸；②持续尿蛋白；③体温升高，持续在 38 ℃ 以上；④心率大于 120 次/分；⑤多发性神经炎及神经性体征；⑥出现 Wernicke-Korsakoff 综合征。

（三）妊娠剧吐并发 Wernicke-Korsakoff 综合征的治疗

如不紧急治疗，该综合征的死亡率高达 50%，即使积极处理，死亡率约 17%。在未补给足量维生素 B_1 前，静脉滴注葡萄糖会进一步加重三羧酸循环障碍，使病情加重，导致患者昏迷甚至死亡。对长期不能进食的患者应给维生素 B_1，400～600 mg 分次肌内注射，以后每天 100 mg 肌内注射至能正常进食为止，然后改口服，并给予多种维生素。同时应对其内分泌及神经状态进行评价，对病情严重者及时终止妊娠。早期大量维生素 B_1 治疗，上述症状可在数天至数周内有不同程度的恢复，但仍有 60% 患者不能得到完全恢复，特别是记忆恢复往往需要 1 年左右的时间。

八、预后

绝大多数妊娠剧吐患者预后良好，仅少数病例因病情严重而需终止妊娠。然而对胎儿方面，曾有报道妊娠剧吐发生酮症者，所生后代的智商较低。

第六节 自 然 流 产

流产是指妊娠不足 28 周、胎儿体重不足 1 000 g 而终止者。流产发生于妊娠 12 周前者称早期流产,发生在妊娠 12 周至不足 28 周者称晚期流产。流产又分为自然流产和人工流产,本节内容仅限于自然流产。自然流产的发生率占全部妊娠的 15% 左右,多数为早期流产,是育龄妇女的常见病,严重影响了妇女生殖健康。

一、病因和发病机制

导致自然流产的原因很多,可分为胚胎因素和母体因素。早期流产常见的原因是胚胎染色体异常、孕妇内分泌异常、生殖器官畸形、生殖道感染、血栓前状态、免疫因素异常等;晚期流产多由宫颈功能不全等因素引起。

(一)胚胎因素

胚胎染色体异常是自然流产最常见的原因。据文献报道,46%～54% 的自然流产与胚胎染色体异常有关。流产发生越早,胚胎染色体异常的频率越高,早期流产中染色体异常的发生率为 53%,晚期流产为 36%。

胚胎染色体异常包括数量异常和结构异常。在数量异常中第一位的是染色三体,占 52%,除 1 号染色三体未见报道外,各种染色三体均有发现,其中以 13、16、18、21 及 22 号染色体最常见,18-三体约占 1/3;第二位的是 45,X 单体,约占 19%;其他依次为三倍体占 16%,四倍体占 5.6%。染色体结构异常主要是染色体易位,占 3.8%,嵌合体占 1.5%,染色体倒置、缺失和重叠也见有报道。

多数三体胚胎是以流产或死胎告终,但也有少数能成活,如 21-三体、13-三体、18-三体等。单体是减数分裂不分离所致,以 X 单体最为多见,少数胚胎如能存活,足月分娩后即形成特纳综合征。三倍体常与胎盘的水泡样变性共存,不完全水泡状胎块的胎儿可发育成三倍体或第 16 号染色体的三体,流产较早,少数存活,继续发育后伴有多发畸形,未见活婴。四倍体活婴极少,绝大多数极早期流产。在染色体结构异常方面,不平衡易位可导致部分三体或单体,易发生流产或死胎。总之,染色体异常的胚胎多数结局为流产,极少数可能继续发育成胎儿,但出生后也会发生某些功能异常或合并畸形。若已流产,妊娠产物有时仅为一空孕囊或已退化的胚胎。

(二)母体因素

1.夫妇染色体异常

复发性流产与夫妇染色体异常有关,复发性流产者夫妇染色体异常发生频率为 3.2%,其中多见的是染色体相互易位,占 2%,罗伯逊易位占 0.6%。着床前配子在女性生殖道时间过长,配子发生老化,流产的机会也会增加。在促排卵及体外受精等辅助生殖技术中,是否存在配子老化问题目前尚不清楚。

2.内分泌因素

(1)黄体功能不良(luteal phase defect,LPD):黄体中期孕酮峰值低于正常标准值,或子宫内膜活检与月经时间同步差 2 天以上即可诊断为 LPD。高浓度孕酮可阻止子宫收缩,使妊娠子宫保持相对静止状态;孕酮分泌不足,可引起妊娠蜕膜反应不良,影响孕卵着床和发育,导致流产。孕期孕酮的来源有两条途径:一是由卵巢黄体产生,二是胎盘滋养细胞分泌。孕 6~8 周后卵巢黄体产生孕酮逐渐减少,之后由胎盘产生孕酮替代,如果两者衔接失调则易发生流产。在复发性流产中有 23%～60% 的病例存在黄体功能不全。

(2)多囊卵巢综合征(polycystic ovarian syndrome,PCOS):有人发现在复发性流产中多囊卵巢的发生率可高达 58%,而且其中有 56% 的患者 LH 呈高分泌状态。现认为 PCOS 患者高浓度的 LH 可能导致卵细胞第二次减数分裂过早完成,从而影响受精和着床过程。

(3)高泌乳素血症:高水平的泌乳素可直接抑制黄体颗粒细胞增生及其分泌功能。高泌乳素血症的临床主要表现为闭经和泌乳,当泌乳素水平高于正常值时,则可表现为黄体功能不全。

(4)糖尿病:血糖控制不良者流产发生率可高达 15%～30%,妊娠早期高血糖还可能是造成胚胎畸形的危险因素。

(5)甲状腺功能:目前认为甲状腺功能减退或亢进与流产有着密切的关系,妊娠前期和早孕期进行合理的药物治疗,可明显降低流产的发生率。有学者报道,甲状腺自身抗体阳性者流产发生率显著升高。

3.生殖器官解剖因素

(1)子宫畸形:米勒管先天性发育异常导致子宫畸形,如单角子宫、双角子宫、双子宫、子宫纵隔等。子宫畸形可影响子宫血供和宫腔内环境造成流产。母体在孕早期使用或接触己烯雌酚可影响女胎子宫发育。

(2)Asherman 综合征:由宫腔创伤(如刮宫过深)、感染或胎盘残留等引起宫腔粘连和纤维化。宫腔镜下行子宫内膜切除或黏膜下肌瘤切除手术也可造成宫腔粘连。子宫内膜受损伤可影响胚胎种植,导致流产发生。

(3)宫颈功能不全:是导致中晚期流产的主要原因。宫颈功能不全在解剖上表现为宫颈管过短或宫颈内口松弛。由于存在解剖上的缺陷,随着妊娠的进程子宫增大,宫腔压力升高,多数患者在中、晚期妊娠出现无痛性的宫颈管消退、宫口扩张、羊膜囊突出、胎膜破裂,最终发生流产。宫颈功能不全主要由于宫颈局部创伤(分娩、手术助产、刮宫、宫颈锥形切除、Manchester 手术等)引起,先天性宫颈发育异常较少见;另外,胚胎时期接触己烯雌酚也可引起宫颈发育异常。

(4)其他:子宫肿瘤可影响子宫内环境,导致流产。

4.生殖道感染

有一些生殖道慢性感染被认为是早期流产的原因之一。能引起反复流产的病原体往往是持续存在于生殖道而母体很少产生症状,而且此病原体能直接或间接导致胚胎死亡。生殖道逆行感染一般发生在妊娠 12 周以前,过此时期,胎盘与蜕膜融合,构成机械屏障,而且随着妊娠进程,羊水抗感染力也逐步增强,感染的机会减少。

(1)细菌感染:布鲁菌属和弧菌属感染可导致动物(牛、猪、羊等)流产,但在人类还不肯定。

(2)沙眼衣原体:文献报道,妊娠期沙眼衣原体感染率为 3%～30%,但是否直接导致流产尚无定论。

(3)支原体:流产患者宫颈及流产物中支原体的阳性率均较高,血清学上也支持人支原体和解脲支原体与流产有关。

(4)弓形虫:弓形虫感染引起的流产是散发的,与复发性流产的关系尚未完全证明。

(5)病毒感染:巨细胞病毒经胎盘可累及胎儿,引起心血管系统和神经系统畸形,致死或流产。妊娠前半期单纯疱疹感染流产发生率可高达 70%,即使不发生流产,也易累及胎儿、新生儿。妊娠初期风疹病毒感染者流产的发生率较高。人免疫缺陷病毒感染与流产密切相关,Temmerman 等报道,HIV-1 抗体阳性是流产的独立相关因素。

5.血栓前状态

系凝血因子浓度升高,或凝血抑制物浓度降低而产生的血液易凝状态,尚未达到生成血栓的程度,或者形成的少量血栓正处于溶解状态。

血栓前状态与复发性流产的发生有一定的关系,临床上包括先天性和获得性血栓前状态,前者是由于凝血和纤溶有关的基因突变造成,如凝血因子 V 突变、凝血酶原基因突变、蛋白 C 缺陷症、蛋白 S 缺陷症等;后者主要是抗磷脂抗体综合征、获得性高半胱氨酸血症以及机体存在各种引起血液高凝状态的疾病等。

各种先天性血栓形成倾向引起自然流产的具体机制尚未阐明,目前研究的比较多的是抗磷脂抗体综合征,并已肯定它与早、中期胎儿丢失有关。普遍的观点认为高凝状态使子宫胎盘部位血流状态改变,易形成局部微血栓,甚至胎盘梗死,使胎盘血供下降,胚胎或胎儿缺血缺氧,引起胚胎或胎儿发育不良而流产。

6.免疫因素

免疫因素引起的复发性流产,可分自身免疫型和同种免疫型。

(1)自身免疫型:主要与患者体内抗磷脂抗体有关,部分患者同时可伴有血小板减少症和血栓栓塞现象,这类患者可称为早期抗磷脂抗体综合征。在复发性流产中,抗磷脂抗体阳性率约为 21.8%。另外,自身免疫型复发性流产还与其他自身抗体有关。

在正常情况下,各种带负电荷的磷脂位于细胞膜脂质双层的内层,不被免疫系统识别;一旦暴露于机体免疫系统,即可产生各种抗磷脂抗体。抗磷脂抗体不仅是一种强烈的凝血活性物质,激活血小板和促进凝血,导致血小板聚集,血栓形成;同时可直接造成血管内皮细胞损伤,加剧血栓形成,使胎盘循环发生局部血栓栓塞,胎盘梗死,胎死宫内,导致流产。近来的研究还发现,抗磷脂抗体可能直接与滋养细胞结合,从而抑制滋养细胞功能,影响胎盘着床过程。

(2)同种免疫型:现代生殖免疫学认为,妊娠是成功的半同种异体移植现象,孕妇由于自身免疫系统产生一系列的适应性变化,从而对宫内胚胎移植物表现出免疫耐受,不发生排斥反应,妊娠得以继续。

在正常妊娠的母体血清中,存在一种或几种能够抑制免疫识别和免疫反应的封闭因子,也称封闭抗体,以及免疫抑制因子,而复发性流产患者体内则缺乏这些因子。因此,使得胚胎遭受母体的免疫打击而排斥。封闭因子既可直接作用于母体淋巴细胞,又可与滋养细胞表面特异性抗原结合,从而阻断母儿之间的免疫识别和免疫反应,封闭母体淋巴细胞对滋养细胞的细胞毒作用。还有认为封闭因子可能是一种抗独特型抗体,直接针对 T 淋巴细胞或 B 淋巴细胞表面特异性抗原受体(BCR/TCR),从而防止母体淋巴细胞与胚胎靶细胞起反应。

几十年来,同种免疫型复发性流产与 HLA 抗原相容性的关系一直存有争议。有学者提出复发性流产可能与夫妇 HLA 抗原的相容性有关,在正常妊娠过程中夫妇或母胎间 HLA 抗原是不相容的,胚胎所带的父源性 HLA 抗原可以刺激母体免疫系统,产生封闭因子。同时,滋养细胞表达的 HLA-G 抗原能够引起抑制性免疫反应,这种反应对胎儿具有保护性作用,能够抑制母体免疫系统对胎儿胎盘的攻击。

7.其他因素

(1)慢性消耗性疾病:结核和恶性肿瘤常导致早期流产,并威胁孕妇的生命;高热可导致子宫收缩;贫血和心脏病可引起胎儿胎盘单位缺氧;慢性肾炎、高血压可使胎盘发生梗死。

（2）营养不良：严重营养不良直接可导致流产。现在更强调各种营养素的平衡，如维生素 E 缺乏也可造成流产。

（3）精神、心理因素：焦虑、紧张、恐吓等严重精神刺激均可导致流产。近来还发现，噪音和振动对人类生殖也有一定的影响。

（4）吸烟、饮酒等：近年来育龄妇女吸烟、饮酒，甚至吸毒的人数有所增加，这些因素都是流产的高危因素。孕期过多饮用咖啡也增加流产的危险性。

（5）环境毒性物质：影响生殖功能的外界不良环境因素很多，可以直接或间接对胚胎造成损害。过多接触某些有害的化学物质（如砷、铅、苯、甲醛、氯丁二烯、氧化乙烯等）和物理因素（如放射线、噪音及高温等），均可引起流产。

尚无确切的依据证明使用避孕药物与流产有关，然而，有报道宫内节育器避孕失败者，感染性流产发生率有所升高。

二、病理

早期流产时胚胎多数先死亡，随后发生底蜕膜出血，造成胚胎的绒毛与蜕膜层分离，已分离的胚胎组织如同异物，引起子宫收缩而被排出。有时也可能蜕膜海绵层先出血坏死或有血栓形成，使胎儿死亡，然后排出。8 周以内妊娠时，胎盘绒毛发育尚不成熟，与子宫蜕膜联系还不牢固，此时流产妊娠产物多数可以完整地从子宫壁分离而排出，出血不多。妊娠 8～12 周时，胎盘绒毛发育茂盛，与蜕膜联系较牢固。此时若发生流产，妊娠产物往往不易完整分离排出，常有部分组织残留宫腔内影响子宫收缩，致使出血较多。妊娠 12 周后，胎盘已完全形成，流产时往往先有腹痛，然后排出胎儿、胎盘。有时由于底蜕膜反复出血，凝固的血块包绕胎块，形成血样胎块稽留于宫腔内。血红蛋白因时间长久被吸收形成肉样胎块，或纤维化与子宫壁粘连。偶有胎儿被挤压，形成纸样胎儿，或钙化后形成石胎。

三、临床表现

（一）停经

多数流产患者有明显的停经史，根据停经时间的长短可将流产分为早期流产和晚期流产。

（二）阴道流血

发生在妊娠 12 周以内流产者，开始时绒毛与蜕膜分离，血窦开放，即开始出血。当胚胎完全分离排出后，由于子宫收缩，出血停止。早期流产的全过程均伴有阴道流血，而且出血量往往较多。晚期流产者，胎盘已形成，流产过程与早产相似，胎盘继胎儿分娩后排出，一般出血量不多。

（三）腹痛

早期流产开始阴道流血后宫腔内存有血液，特别是血块，刺激子宫收缩，呈阵发性下腹痛，特点是阴道流血往往出现在腹痛之前。晚期流产则先有阵发性的子宫收缩，然后胎儿胎盘排出，特点是往往先有腹痛，然后出现阴道流血。

四、临床类型

根据临床发展过程和特点的不同，流产可以分为 7 种类型。

（一）先兆流产

先兆流产指妊娠 28 周前，先出现少量阴道流血，继之常出现阵发性下腹痛或腰背痛。

妇科检查：宫颈口未开，胎膜未破，妊娠产物未排出，子宫大小与停经周数相符。妊娠有希望继续者，经休息及治疗后，若流血停止及下腹痛消失，妊娠可以继续；若阴道流血量增多或下腹痛加剧，则可能发展为难免流产。

（二）难免流产

难免流产是先兆流产的继续，妊娠难以持续，有流产的临床过程，阴道出血时间较长，出血量较多，而且有血块排出，阵发性下腹痛，或有羊水流出。

妇科检查：宫颈口已扩张，羊膜囊突出或已破裂，有时可见胚胎组织或胎囊堵塞于宫颈管中，甚至露见于宫颈外口，子宫大小与停经周数相符或略小。

（三）不全流产

不全流产指妊娠产物已部分排出体外，尚有部分残留于宫腔内，由难免流产发展而来。妊娠 8 周前发生流产，胎儿胎盘成分多能同时排出；妊娠 8～12 周时，胎盘结构已形成并密切连接于子宫蜕膜，流产物不易从子宫壁完全剥离，往往发生不全流产。由于宫腔内有胚胎组织残留，影响子宫收缩，以致阴道出血较多，时间较长，易引起宫内感染，甚至因流血过多而发生失血性休克。

妇科检查：宫颈口已扩张，不断有血液自宫颈口内流出，有时尚可见胎盘组织堵塞于宫颈口或部分妊娠产物已排出于阴道内，而部分仍留在宫腔内。一般子宫小于停经周数。

（四）完全流产

完全流产指妊娠产物已全部排出，阴道流血逐渐停止，腹痛逐渐消失。

妇科检查：宫颈口已关闭，子宫接近正常大小。常常发生于妊娠 8 周以前。

（五）稽留流产

稽留流产又称过期流产，指胚胎或胎儿已死亡滞留在宫腔内尚未自然排出者。患者有停经史和（或）早孕反应，按妊娠时间计算已达到中期妊娠但未感到腹部增大，病程中可有少量断续的阴道流血，早孕反应消失。尿妊娠试验由阳性转为阴性，血清 β-HCG 值下降，甚至降至非孕水平。B 超检查子宫小于相应孕周，无胎动及心管搏动，子宫内回声紊乱，难以分辨胎盘和胎儿组织。

妇科检查：阴道内可少量血性分泌物，宫颈口未开，子宫较停经周数小，由于胚胎组织机化，子宫失去正常组织的柔韧性，质地不软，或已孕 4 个月尚未听见胎心，触不到胎动。

（六）复发性流产

复发性流产指自然流产连续发生 3 次或 3 次以上者。每次流产多发生于同一妊娠月份，其临床经过与一般流产相同。早期流产的原因常为黄体功能不足、多囊卵巢综合征、高泌乳素血症、甲状腺功能低下、染色体异常、生殖道感染及免疫因素等。晚期流产最常见的原因为宫颈内口松弛、子宫畸形、子宫肌瘤等。宫颈内口松弛者于妊娠后，常于妊娠中期，胎儿长大，羊水增多，宫腔内压力增加，胎囊向宫颈内口突出，宫颈管逐渐短缩、扩张。患者多无自觉症状，一旦胎膜破裂，胎儿迅即排出。

（七）感染性流产

感染性流产是指流产合并生殖系统感染。各种类型的流产均可并发感染，包括选择性或治疗性的人工流产，但以不全流产、过期流产和非法堕胎为常见。感染性流产的病原菌常常是阴道或肠道的寄生菌（条件致病菌），有时为混合性感染。厌氧菌感染占 60% 以上，需氧菌中以大肠埃希菌和假芽孢杆菌为多见，也见有 β-溶血链球菌及肠球菌感染。患者除了有各种类型流产的临床表现和非法堕胎史外，还出现一系列感染相关的症状和体征。

妇科检查：宫口可见脓性分泌物流出，宫颈举痛明显，子宫体压痛，附件区增厚或有痛性包块。严重时感染可扩展到盆腔、腹腔乃至全身，并发盆腔炎、腹膜炎、败血症及感染性休克等。

五、病因筛查及诊断

诊断流产一般并不困难。根据病史及临床表现多能确诊,仅少数需进行辅助检查。确诊流产后,还应确定流产的临床类型,同时还要对流产的病因进行筛查,这对决定流产的处理方法很重要。

(一)病史

应询问患者有无停经史和反复流产史,有无早孕反应、阴道流血,应询问阴道流血量及其持续时间,有无腹痛,腹痛的部位、性质及程度,还应了解阴道有无水样排液,阴道排液的色、量及有无臭味,有无妊娠产物排出等。

(二)体格检查

观察患者全身状况,有无贫血,并测量体温、血压及脉搏等。在消毒条件下进行妇科检查,注意宫颈口是否扩张,羊膜囊是否膨出,有无妊娠产物堵塞于宫颈口内;宫颈阴道部是否较短,甚至消退,内外口松弛,可容一指通过,有时可触及羊膜囊或见有羊膜囊突出于宫颈外口。子宫大小与停经周数是否相符,有无压痛等。并应检查双侧附件有无肿块、增厚及压痛。检查时操作应轻柔,尤其对疑为先兆流产者。

(三)辅助检查

对诊断有困难者,可采用必要的辅助检查。

1.B超显像

目前应用较广,对鉴别诊断与确定流产类型有实际价值。对疑为先兆流产者,可根据妊娠囊的形态、有无胎心反射及胎动来确定胚胎或胎儿是否存活,以指导正确的治疗方法。一般妊娠5周后宫腔内即可见到孕囊光环,为圆形或椭圆形的无回声区,有时由于着床过程中的少量出血,孕囊周围可见环形暗区,此为早孕双环征。孕6周后可见胚芽声像,并出现心管搏动。孕8周可见胎体活动,孕囊约占宫腔一半。孕9周可见胎儿轮廓。孕10周孕囊几乎占满整个宫腔。孕12周胎儿出现完整形态。不同类型的流产及其超声图像特征有所差别,可帮助鉴别诊断。

(1)先兆流产声像图特征:子宫大小与妊娠月份相符,少量出血者孕囊一侧见无回声区包绕,出血多者宫腔有较大量的积血,有时可见胎膜与宫腔分离,胎膜后有回声区,孕6周后可见到正常的心管搏动。

(2)难免流产声像图特征:孕囊变形或塌陷,宫颈内口开大,并见有胚胎组织阻塞于宫颈管内,羊膜囊未破者可见到羊膜囊突入宫颈管内或突出宫颈外口,心管搏动多已消失。

(3)不全流产声像图特征:子宫较正常妊娠月份小,宫腔内无完整的孕囊结构,代之以不规则的光团或小暗区,心管搏动消失。

(4)完全流产声像图特征:子宫大小正常或接近正常,宫腔内空虚,见有规则的宫腔线,无不规则光团。

B超检查在确诊宫颈机能不全引起的晚期流产中也很有价值。通过B超可以观察宫颈长度、内口宽度、羊膜囊突出等情况,能够客观地评价妊娠期宫颈结构,且具有无创伤可重复等优点,近年来临床应用较多。可作为宫颈功能评价的超声指标较多,如宫颈长度、宫颈内口宽度、宫颈漏斗宽度、羊膜囊楔度等。一般认为,宫颈结构随着妊娠进程有所变化,故动态观察妊娠期宫颈结构变化的意义更大。目前国内规定:孕12周时如三条径线中有一异常即提示宫颈功能不全,这包括宫颈长度<25 mm、宽度>32 mm和内径>5 mm。

另外,以超声多普勒血流频谱显示孕妇子宫动脉和胎儿脐动脉,可判断宫内胎儿健康状况及母体并发症。目前常用动脉血流频谱的收缩期速度峰值与舒张期速度最低值的比值,估计动脉血管的阻力,早孕期动脉阻力高者,胎儿血供和营养不足,可诱发胚胎发育停止。

2.妊娠试验

用免疫学方法,近年临床多用试纸法,对诊断妊娠有意义。为进一步了解流产的预后,多选用血清β-HCG的定量测定。一般妊娠后8～9天在母血中即可测出β-HCG,随着妊娠的进程,β-HCG逐渐升高,早孕期β-HCG倍增时间为48小时左右,孕8～10周达高峰。血清β-HCG值低或呈下降趋势,提示可能发生流产。

3.其他激素测定

其他激素主要有血孕酮的测定,可以协助判断先兆流产的预后。甲状腺功能低下和亢进均易发生流产,测定游离T_3和T_4有助于孕期甲状腺功能的判断。人胎盘泌乳素(HPL)的分泌与胎盘功能密切相关,妊娠6～7周时血清HPL正常值为0.02 mg/L,8～9周为0.04 mg/L。HPL低水平常常是流产的先兆。正常空腹血糖值为5.9 mmol/L,异常时应进一步做糖耐量试验,排除糖尿病。

4.血栓前状态测定

血栓前状态的妇女可能没有明显的临床表现,但母体的高凝状态使子宫胎盘部位血流状态改变,形成局部微血栓,甚至胎盘梗死,使胎盘血供下降,胚胎或胎儿缺血缺氧,引起胚胎或胎儿发育不良而流产。如下诊断可供参考:D-二聚体、FDP 数值增加表示已经产生轻度凝血-纤溶反应的病理变化;而对虽有危险因子参与,但尚未发生凝血-纤溶反应的患者,却只能用血浆凝血机能亢进动态评价,如血液流变学和红细胞形态检测;另外凝血和纤溶有关的基因突变造成凝血因子 V 突变、凝血酶原基因突变、蛋白 C 缺陷症、蛋白 S 缺陷症,抗磷脂抗体综合征、获得性高半胱氨酸血症以及机体存在各种引起血液高凝状态的疾病等均需引起重视。

(四)病因筛查

引发流产发生的病因众多,特别是针对复发性流产者,进行系统的病因筛查,明确诊断,及时干预治疗,为避免流产的再次发生是必要的。筛查内容包括胚胎染色体及夫妇外周血染色体核型分析、生殖道微生物检测、内分泌激素测定、生殖器官解剖结构检查、凝血功能测定、自身抗体检测等。

六、处理

流产为妇产科常见病,一旦发生流产症状,应根据流产的不同类型,及时进行恰当的处理。

(一)先兆流产处理原则

(1)休息镇静:患者应卧床休息,禁止性生活,阴道检查操作应轻柔,精神过分紧张者可使用对胎儿无害的镇静剂,如苯巴比妥0.03~0.06 g,每天 3 次。加强营养,保持大便通畅。

(2)应用黄体酮或 HCG:黄体功能不足者,可用黄体酮 20 mg,每天或隔天肌内注射 1 次,也可使用 HCG 以促进孕酮合成,维持黄体功能,用法为 1 000 U,每天肌内注射 1 次,或 2 000 U,隔天肌内注射 1 次。

(3)其他药物:维生素 E 为抗氧化剂,有利孕卵发育,每天100 mg口服。基础代谢率低者可以服用甲状腺素片,每天 1 次,每次 40 mg。

(4)出血时间较长者,可选用无胎毒作用的抗生素,预防感染,如青霉素等。

(5)心理治疗:要使先兆流产患者的情绪安定,增强其信心。

(6)经治疗两周症状不见缓解或反而加重者,提示可能胚胎发育异常,进行 B 超检查及 β-HCG 测定,确定胚胎状况,给以相应处理,包括终止妊娠。

(二)难免流产处理原则

(1)孕 12 周内可行刮宫术或吸宫术,术前肌内注射催产素10 U。

（2）孕 12 周以上可先催产素 5～10 U 加于 5％葡萄糖液500 mL内静脉滴注，促使胚胎组织排出，出血多者可行刮宫术。

（3）出血多伴休克者，应在纠正休克的同时清宫。

（4）清宫术后应详细检查刮出物，注意胚胎组织是否完整，必要时做病理检查或胚胎染色体分析。

（5）术后应用抗生素预防感染。出血多者可使用肌内注射催产素以减少出血。

（三）不全流产处理原则

（1）一旦确诊，无合并感染者应立即清宫，以清除宫腔内残留组织。

（2）出血时间短，量少或已停止，并发感染者，应在控制感染后再做清宫术。

（3）出血多并伴休克者，应在抗休克的同时行清宫术。

（4）出血时间较长者，术后应给予抗生素预防感染。

（5）刮宫标本应送病理检查，必要时可送检胎儿的染色体核型。

（四）完全流产处理原则

如无感染征象，一般不需特殊处理。

（五）稽留流产处理原则

1.早期过期流产

宜及早清宫，因胚胎组织机化与宫壁粘连，刮宫时有可能遇到困难，而且此时子宫肌纤维可发生变性，失去弹性，刮宫时出血可能较多并有子宫穿孔的危险。故过期流产的刮宫术必须慎重，术时注射宫缩剂以减少出血，如一次不能刮净可于 5～7 天后再次刮宫。

2.晚期过期流产

均为妊娠中期胚胎死亡，此时胎盘已形成，诱发宫缩后宫腔内容物可自然排出。若凝血功能正常，可先用大剂量的雌激素，如己烯雌酚 5 mg，每天 3 次，连用 3～5 天，以提高子宫肌层对催产素的敏感性，再静脉滴注缩宫素（5～10 单位加于 5％葡萄糖液内），也可用前列腺素或依沙吖啶等进行引产，促使胎儿、胎盘排出。若不成功，再做清宫术。

3.预防 DIC

胚胎坏死组织在宫腔稽留时间过长，尤其是孕 16 周以上的过期流产，容易并发 DIC。所以，处理前应检查血常规、出凝血时间、血小板计数、血纤维蛋白原、凝血酶原时间、凝血块收缩试验、D-二聚体、纤维蛋白降解产物及血浆鱼精蛋白副凝试验(3P试验)等,并作好输血准备。若存在凝血功能异常,应及早使用纤维蛋白原、输新鲜血或输血小板等,高凝状态可用低分子肝素,防止或避免DIC发生,待凝血功能好转后再行引产或刮宫。

4.预防感染

过期流产病程往往较长,且多合并有不规则阴道流血,易继发感染,故在处理过程中应使用抗生素。

(六)复发性流产处理原则

有复发性流产史的妇女,应在怀孕前进行必要的检查,包括夫妇双方染色体检查与血型鉴定及其丈夫的精液检查,女方尚需进行内分泌、生殖道感染、血栓前状态、生殖道局部或全身免疫等检查及生殖道解剖结构的详细检查,查出原因者,应于怀孕前及时纠治。

1.染色体异常

若每次流产均由于胚胎染色体异常所致,这提示流产的病因与配子的质量有关。如精子畸形率过高者建议到男科治疗,久治不愈者可行供者人工授精(AID)。如女方为高龄,胚胎染色体异常多为三体,且多次治疗失败可考虑做赠卵体外受精——胚胎移植术(IVF)。夫妇双方染色体异常可做AID,或赠卵IVF及种植前诊断(PGD)。

2.生殖道解剖异常

完全或不完全子宫纵隔可行纵隔切除术。子宫黏膜下肌瘤可在宫腔镜下行肌瘤切除术,壁间肌瘤可经腹肌瘤挖出术。宫腔粘连可在宫腔镜下做粘连分离术,术后放置宫内节育器3个月。宫颈内口松弛者,于妊娠前作宫颈内口修补术。若已妊娠,最好于妊娠14~16周行宫颈内口环扎术,术后定期随诊,提前住院,待分娩发动前拆除缝线,若环扎术后有流产征象,治疗失败,应及时拆除缝线,以免造成宫颈撕裂。国际上有对于有先兆流产症状的患者进行紧急宫颈缝扎术获得较好疗效的报道。

3.内分泌异常

黄体功能不全者主要采用孕激素补充疗法。孕时可使用黄体酮 20 mg 隔天或每天肌内注射至孕10周左右,或 HCG 1 000~3 000 U,隔天肌内注射 1 次。如患者存在多囊卵巢综合征、高泌乳素血症、甲状腺功能异常或糖尿病等,均宜在孕前进行相应的内分泌治疗,并于孕早期加用孕激素。

4.感染因素

孕前应根据不同的感染原进行相应的抗感染治疗。

5.免疫因素

自身免疫型复发性流产的治疗多采用抗凝剂和免疫抑制剂治疗。常用的抗凝剂有阿司匹林和肝素,免疫抑制剂以泼尼松为主,也有使用人体丙种球蛋白治疗成功的报道。同种免疫型复发性流产采用主动免疫治疗,自20世纪80年代以来,国外有学者开始采用主动免疫治疗同种免疫型复发性流产。即采用丈夫或无关个体的淋巴细胞对妻子进行主动免疫致敏,其目的是诱发女方体内产生封闭抗体,避免母体对胚胎的免疫排斥。

6.血栓前状态

目前多采用低分子肝素(LMWH)单独用药或联合阿司匹林是目前主要的治疗方法。一般LMWH 5 000 U皮下注射,每天1～2次。用药时间从早孕期开始,治疗过程中必须严密监测胎儿生长发育情况和凝血-纤溶指标,检测项目恢复正常,即可停药。但停药后必须每月复查凝血-纤溶指标,有异常时重新用药。有时治疗可维持整个孕期,一般在终止妊娠前24小时停止使用。

7.原因不明复发性流产

当有怀孕征兆时,可按黄体功能不足给以黄体酮治疗,每天10～20 mg肌内注射,或HCG 2 000 U,隔天肌内注射一次。确诊妊娠后继续给药直至妊娠10周或超过以往发生流产的月份,并嘱其卧床休息,禁忌性生活,补充维生素E并给予心理治疗,以解除其精神紧张,并安定其情绪。同时在孕前和孕期尽量避免接触环境毒性物质。

(七)感染性流产

流产感染多为不全流产合并感染。治疗原则应积极控制感染,若阴道流血不多,应用广谱抗生素2～3天,待控制感染后再行刮宫,清除宫腔残留组织以止血。若阴道流血量多,静脉滴注广谱抗生素和输血的同时,用卵圆钳将宫腔内残留组织夹出,使出血减少,切不可用刮匙全面搔刮宫腔,以免造成感染扩散。术后继续应用抗生素,待感染控制后再行彻底刮宫。若已合并感染性休克者,应积极纠正休克。若感染严重或腹、盆腔有脓肿形成时,应行手术引流,必要时切除子宫。

七、护理

(一)护理评估

1.病史

停经、阴道流血和腹痛是流产孕妇的主要症状。应详细询问患者停经史、早孕反应情绪;阴道流血的持续时间与阴道流血量;有无腹痛,腹痛的部位、性质及程度。此外,还应了解阴道有无水样排液,排液的色、量和有无臭味,以及有无妊娠产物排出等。对于既往病史,应全面了解孕妇在妊娠期间有无全身性疾病、生殖器官疾病、内分泌功能失调及有无接触有害物质等,以识别发生流产的诱因。

2.身心诊断

流产孕妇可因出血过多而出现休克,或因出血时间过长、宫腔内有残留组织而发生感染。因此,护士应全面评估孕妇的各项生命体征。判断流产类型,尤其须注意与贫血及感染相关的征象。

流产孕妇的心理状况以焦虑和恐惧为特征。孕妇面对阴道流血往往会不知所措,甚至有过度严重化情绪,同时对胎儿健康的担忧也会直接影响孕妇的情绪反应,孕妇可能会表现伤心、郁闷、烦躁不安等。

3.诊断检查

(1)产科检查:在消毒条件下进行妇科检查,进一步了解宫颈口是否扩张、羊膜是否破裂、行无妊娠产物堵塞于宫颈口内;子宫大小与停经周数是否相符、有无压痛等,并应检查双侧附件有无肿块、增厚及压痛等。

(2)实验室检查:多采用放射免疫方法对绒毛膜促性腺激素(HCG)、胎盘生乳素(HPL)、雌激素和孕激素等进行定量测定,如测定的结果低于正常值,提示有流产可能。

(3)B超显像:超声显像可显示有无胎囊、胎动、胎心等,从而可诊断并鉴别流产及其类型,指导正确处理。

(二)可能的护理诊断

1.有感染的危险

与阴道出血时间过长、宫腔内有残留组织等因素有关。

2.焦虑

与担心胎儿健康等因素有关。

(三)预期目标

(1)出院时护理对象无感染征象。

(2)先兆流产孕妇能积极配合保胎措施,继续妊娠。

(四)护理措施

对于不同类型的流产孕妇,处理原则不同,其护理措施亦有差异。护理在全面评估孕妇身心状况的基础上,综合病史及诊断检查,明确基本处理原则,认真执行医嘱,积极配合医师为流产孕妇进行诊断,并为之提供相应的护理措施。

1.先兆流产孕妇的护理

先兆流产孕妇需卧床休息,禁止性生活,禁用肥皂水灌肠,以减少各种刺激。护士除了为其提供生活护理外,通常遵医嘱给孕妇适量镇静剂、孕激素等。随时评估孕妇的病情变化,如是否腹痛加重、阴道流血量增多等。此外,由于孕妇的情绪状态也会影响其保胎效果,因此护士还应注意观察孕妇的情绪反应,加强心理护理,从而稳定孕妇情绪,增强保胎信心。护士须向孕妇及家属讲明以上保胎措施的必要性,以取得孕妇及家属的理解和配合。

2.妊娠不能再继续者的护理

护士应积极采取措施,及时采取终止妊娠的措施,协助医师完成手术过程,使妊娠产物完全排出,同时开放静脉,做好输液、输血准备。并严密检测孕妇的体温、血压及脉搏。观察其面色、腹痛、阴道流血及与休克有关的征象。有凝血功能障碍者应予以纠正,然后再行引产或手术。

3.预防感染

护士应检测患者的体温、血常规及阴道流血,以及分泌物的性质、颜色、气味等,并严格执行无菌操作规程,加强会阴部的护理。指导孕妇使用消毒会阴垫,保持会阴部清洁,维持良好的卫生习惯。当护士发现感染征象后应及时报告医师,并按医嘱进行抗感染处理。此外,护士还应嘱患者流产后1个月返院复查,确定无禁忌证后,方可开始性生活。

4.协助患者顺利渡过悲伤期

患者由于失去婴儿,往往会出现伤心、悲哀等情绪反应。护士应给予同情和理解,帮助患者及家属接受现实,顺利渡过悲伤期。此外,护士还应与孕妇及家属共同讨论此次流产的原因,并向他们讲解有关流产的相关知识,帮助他们为再次妊娠做好准备。有复发性流产史的孕妇在下一次妊娠确诊后卧床休息,加强营养,禁止性生活。补充 B 族维生素、维生素 E、维生素 C 等,治疗期必须超过以往发生流产的妊娠月份。病因明确者,应积极接受对因治疗。黄体功能不足者。按医嘱正确使用黄体酮治疗,以预防流产;子宫畸形者须在妊娠前先进行矫正手术。宫颈内口松弛者应在未妊娠前做宫颈内口松弛修补术。如已妊娠,则可在妊娠 14~16 周时行子宫内口缝扎术。

(五)护理评价

(1)护理对象体温正常,血红蛋白含量及白细胞数正常,无出血、感染征象。

(2)先兆流产孕妇配合保胎治疗,继续妊娠。

第七节 前置胎盘

妊娠 28 周后,胎盘附着于子宫下段,甚至胎盘下缘达到或覆盖宫颈内口,其位置低于胎先露部,称为前置胎盘。前置胎盘是妊娠晚期严重并发症,也是妊娠晚期阴道流血最常见的原因。其发病率国外报道为 0.5%,国内报道为 0.24%~1.57%。

一、病因

目前尚不清楚,高龄初产妇(年龄>35 岁)、经产妇及多产妇、吸烟或吸毒妇女为高危人群。其病因可能与下述因素有关。

(一)子宫内膜病变或损伤

多次刮宫、分娩、子宫手术史等是前置胎盘的高危因素。上述情况可损伤子宫内膜,引起子宫内膜炎或萎缩性病变,再次受孕时子宫蜕膜血管形成不良、胎盘血供不足,刺激胎盘面积增大延伸到子宫下段。前次剖宫产手术瘢痕可妨碍胎盘在妊娠晚期向上迁移,增加前置胎盘的可能性。据统计发生前置胎盘的孕妇,85%~95% 为经产妇。

(二)胎盘异常

双胎妊娠时胎盘面积过大,前置胎盘发生率较单胎妊娠高1倍;胎盘位置正常而副胎盘位于子宫下段接近宫颈内口;膜状胎盘大而薄,扩展到子宫下段,均可发生前置胎盘。

(三)受精卵滋养层发育迟缓

受精卵到达子宫腔后,滋养层尚未发育到可以着床的阶段,继续向下游走到达子宫下段,并在该处着床而发育成前置胎盘。

二、分类

根据胎盘下缘与宫颈内口的关系,将前置胎盘分为 3 类(图 7-1)。

(1)完全性前置胎盘又称中央性前置胎盘,胎盘组织完全覆盖宫颈内口。

(2)部分性前置胎盘宫颈内口部分为胎盘组织所覆盖。

(3)边缘性前置胎盘胎盘附着于子宫下段,胎盘边缘到达宫颈内口,未覆盖宫颈内口。

胎盘位于子宫下段,与胎盘边缘极为接近,但未达到宫颈内口,称为低置胎盘。胎盘下缘与宫颈内口的关系可因宫颈管消失、宫口扩张而改变。前置胎盘类型可因诊断时期不同而改变,如临产前为完全性前置胎盘,临产后因口扩张而成为部分性前置胎盘。目前临床上均依据处理前最后一次检查结果来决定其分类。

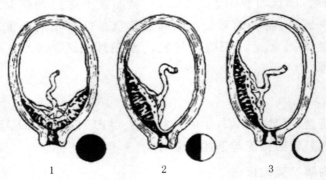

图 7-1　前置胎盘的类型
1.完全性前置胎盘;2.部分性前置胎盘;3.边缘性前置胎盘

三、临床表现

(一)症状

前置胎盘的典型症状是妊娠晚期或临产时,发生无诱因、无痛性反复阴道流血。妊娠晚期子宫下段逐渐伸展,牵拉宫颈内口,宫颈管缩短;临产后规律宫缩使宫颈管消失成为软产道的一部分。宫颈外口扩张,附着于子宫下段及宫颈内口的胎盘前置部分不能相应伸展而与其附着处分离,血窦破裂出血。前置胎盘出血前无明显诱因,初次出血量一般不多,剥离处血液凝固后,出血自然停止;也有初次即发生致命性大出血而导致休克的。由于子宫下段不断伸展,前置胎盘出血常反复发生,出血量也越来越多。阴道流血发生的迟早、反复发生次数、出血量多少与前置胎盘类型有关。完全性前置胎盘初次出血时间早,多在妊娠28周左右,称为"警戒性出血"。边缘性前置胎盘出血多发生于妊娠晚期或临产后,出血量较少。部分性前置胎盘的初次出血时间、出血量及反复出血次数,介于两者之间。

(二)体征

患者一般情况与出血量有关,大量出血呈现面色苍白、脉搏增快微弱、血压下降等休克表现。腹部检查：子宫软，无压痛，大小与妊娠周数相符。由于子宫下段有胎盘占据，影响胎先露部入盆，故胎先露高浮，易并发胎位异常。反复出血或一次出血量过多，使胎儿宫内缺氧，严重者胎死宫内。当前置胎盘附着于子宫前壁时，可在耻骨联合上方听到胎盘杂音。临产时检查见宫缩为阵发性，间歇期子宫完全松弛。

四、处理原则

处理原则是抑制宫缩、止血、纠正贫血和预防感染。根据阴道流血量、有无休克、妊娠周数、胎位、胎儿是否存活、是否临产及前置胎盘类型等综合作出决定。

(一)期待疗法

应在保证孕妇安全的前提下尽可能延长孕周，以提高围生儿存活率。适用于妊娠＜34周、胎儿体重＜2 000 g、胎儿存活、阴道流血量不多、一般情况良好的孕妇。

尽管国外有资料证明，前置胎盘孕妇的妊娠结局住院与门诊治疗并无明显差异，但我国仍应强调住院治疗。住院期间密切观察病情变化，为孕妇提供全面优质护理是期待疗法的关键措施。

(二)终止妊娠

1.终止妊娠指征

孕妇反复发生多量出血甚至休克者，无论胎儿成熟与否，为了母亲安全应终止妊娠；期待疗法中发生大出血或出血量虽少，但胎龄达孕36周以上，胎儿成熟度检查提示胎儿肺成熟者；胎龄未达孕36周，出现胎儿窘迫征象，或胎儿电子监护发现胎心异常者；出血量多，危及胎儿；胎儿已死亡或出现难以存活的畸形，如无脑儿。

2.剖宫产

剖宫产可在短时间内娩出胎儿，迅速结束分娩，对母儿相对安全，是处理前置胎盘的主要手段。剖宫产指征应包括：完全性前置胎盘，持续大量阴道流血；部分性和边缘性前置胎盘出血量较多，先露高浮，短时间内不能结束分娩；胎心异常。术前应积极纠正贫血、预防感染等，备血，做好处理产后出血和抢救新生的准备。

3.阴道分娩

边缘性前置胎盘、枕先露、阴道流血不多、无头盆不称和胎位异常，估计在短时间内能结束分娩者,可予试产。

五、护理

(一)护理评估

1.病史

除个人健康史外,在孕产史中尤其注意识别有无剖宫产术、人工流产术及子宫内膜炎等前置胎盘的易发因素。此外妊娠中特别是孕 28 周后,是否出现无痛性、无诱因、反复阴道流血症状,并详细记录具体经过及医疗处理情况。

2.身心状况

患者的一般情况与出血量的多少密切相关。大量出血时可见面色苍白、脉搏细速、血压下降等休克症状。孕妇及其家属可因突然阴道流血而感到恐惧或焦虑,既担心孕妇的健康,更担心胎儿的安危,可能显得恐慌、紧张、手足无措。

3.诊断检查

(1)产科检查:子宫大小与停经月份一致,胎儿方位清楚,先露高浮,胎心可以正常,也可因孕妇失血过多致胎心异常或消失。前置胎盘位于子宫下段前壁时,可于耻骨联合上方听见胎盘血管杂音。临产后检查,宫缩为阵发性,间歇期子宫肌肉可以完全放松。

(2)超声波检查:B超断层相可清楚看到子宫壁、胎头、宫颈和胎盘的位置,胎盘定位准确率达 95% 以上,可反复检查,是目前最安全、有效的首选检查方法。

(3)阴道检查:目前一般不主张应用。只有在近临产期出血不多时,终止妊娠前为除外其他出血原因或明确诊断决定分娩方式前考虑采用。要求阴道检查操作必须在输血、输液和做好手术准备的情况下方可进行。怀疑前置胎盘的个案,切忌肛查。

(4)术后检查胎盘及胎膜:胎盘的前置部分可见陈旧血块附着呈黑紫色或暗红色,如这些改变位于胎盘的边缘,而且胎膜破口处距胎盘边缘<7 cm,则为部分性前置胎盘。如行剖宫产术,术中可直接了解胎盘附着的部分并确立诊断。

(二)护理诊断

1.潜在并发症

出血性休克。

2.有感染的危险

与前置胎盘剥离面靠近子宫颈口、细菌易经阴道上行感染有关。

(三)预期目标

(1)接受期待疗法的孕妇血红蛋白不再继续下降,胎龄可达或更接近足月。

(2)产妇产后未发生产后出血或产后感染。

(四)护理措施

根据病情须立即接受终止妊娠的孕妇,立即安排孕妇去枕侧卧位,开放静脉,配血,做好输血准备。在抢救休克的同时,按腹部手术患者的护理进行术前准备,并做好母儿生命体征监护及抢救准备工作。接受期待疗法的孕妇的护理措施如下。

1.保证休息

减少刺激孕妇需住院观察,绝对卧床休息,尤以左侧卧位为佳,并定时间断吸氧,每天3次,每次1小时,以提高胎儿血氧供应。此外,还需避免各种刺激,以减少出血可能。医护人员进行腹部检查时动作要轻柔,禁做阴道检查和肛查。

2.纠正贫血

除采取口服硫酸亚铁、输血等措施外,还应加强饮食营养指导,建议孕妇多食高蛋白及含铁丰富的食物,如动物肝脏、绿叶蔬菜和豆类等,一方面有助于纠正贫血,另一方面还可以增强机体抵抗力,同时也促进胎儿发育。

3.监测生命体征

及时发现病情变化严密观察并记录孕妇生命体征,阴道流血的量、色,流血事件及一般状况,检测胎儿宫内状态。按医嘱及时完成实验室检查项目,并交叉配血备用。发现异常及时报告医师并配合处理。

4.预防产后出血和感染

(1)产妇回病房休息时严密观察产妇的生命体征及阴道流血情况,发现异常及时报告医师处理,以防止或减少产后出血。

(2)及时更换会阴垫,以保持会阴部清洁、干燥。

(3)胎儿分娩后,及早使用宫缩剂,以预防产后大出血;对新生儿严格按照高危儿处理。

5.健康教育

护士应加强对孕妇的管理和宣教。指导围孕期妇女避免吸烟、酗酒等不良行为,避免多次刮宫、引产或宫内感染,防止多产,减少子宫内膜损伤或子宫内膜炎。对妊娠期出血,无论量多少均应就医,做到及时诊断、正确处理。

(五)护理评价

(1)接受期待疗法的孕妇胎龄接近(或达到)足月时终止妊娠。

(2)产妇产后未出现产后出血和感染。

第八节 胎盘早剥

妊娠 20 周以后或分娩期正常位置的胎盘在胎儿娩出前部分或全部从子宫壁剥离,称为胎盘早剥。胎盘早剥是妊娠晚期严重并发症,具有起病急、发展快特点,若处理不及时可危及母儿生命。胎盘早剥的发病率国外为 1‰～2‰,国内为 0.46‰～2.1‰。

一、病因

胎盘早剥确切的原因及发病机制尚不清楚,可能与下述因素有关。

(一)孕妇血管病变

孕妇患严重妊娠期高血压疾病、慢性高血压、慢性肾脏疾病或全身血管病变时,胎盘早剥的发生率增高。妊娠合并上述疾病时,底蜕膜螺旋小动脉痉挛或硬化,引起远端毛细血管变性坏死甚至破裂出血,血液流至底蜕膜层与胎盘之间形成胎盘后血肿。致使胎盘与子宫壁分离。

(二)机械性因素

外伤尤其是腹部直接受到撞击或挤压;脐带过短(<30 cm)或脐带围绕颈、绕体相对过短时,分娩过程中胎儿下降牵拉脐带造成胎盘剥离;羊膜穿刺时刺破前壁胎盘附着处,血管破裂出血引起胎盘剥离。

(三)宫腔内压力骤减

双胎妊娠分娩时,第一胎儿娩出过速;羊水过多时,人工破膜后羊水流出过快,均可使宫腔内压力骤减,子宫骤然收缩,胎盘与子宫壁发生错位剥离。

(四)子宫静脉压突然升高

妊娠晚期或临产后,孕妇长时间仰卧位,巨大妊娠子宫压迫下腔静脉,回心血量减少,血压下降。此时子宫静脉淤血、静脉压增高、蜕膜静脉床淤血或破裂,形成胎盘后血肿,导致部分或全部胎盘剥离。

(五)其他一些高危因素

如高龄孕妇、吸烟、可卡因滥用、孕妇代谢异常、孕妇有血栓形成倾向、子宫肌瘤(尤其是胎盘附着部位肌瘤)等与胎盘早剥发生有关。有胎盘早剥史的孕妇再次发生胎盘早剥的危险性比无胎盘早剥史者高 10 倍。

二、分类及病理变化

胎盘早剥主要病理改变是底蜕膜出血并形成血肿,使胎盘从附着处分离。按病理类型,胎盘早剥可分为显性、隐性及混合性 3 种(图 7-2)。若底蜕膜出血量少,出血很快停止,多无明显的临床表现,仅在产后检查胎盘时发现胎盘母体面有凝血块及压迹。若底蜕膜继续出血,形成胎盘后血肿,胎盘剥离面随之扩大,血液冲开胎盘边缘并沿胎膜与子宫壁之间经过颈管向外流出,称为显性剥离或外出血。若胎盘边缘仍附着于子宫壁或由于胎先露部固定于骨盆入口,使血液积聚于胎盘与子宫壁之间,称为隐性剥离或内出血。由于子宫内有妊娠产物存在,子宫肌不能有效收缩,以压迫破裂的血窦而止血,血液不能外流,胎盘后血肿越积越大,子宫底随之升高。当出血达到一定程度时,血液终会冲开胎盘边缘及胎膜外流,称为混合型出血。偶有出血穿破胎膜溢入羊水中成为血性羊水。

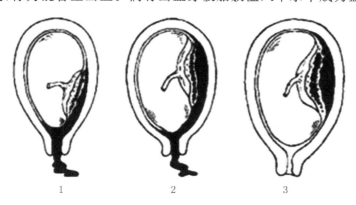

图 7-2　胎盘早剥类型

1.显性剥离;2.隐性剥离;3.混合性剥离

胎盘早剥发生内出血时,血液积聚于胎盘与子宫壁之间,随着胎盘后血肿压力的增加,血液浸入子宫肌层,引起肌纤维分离、断裂甚至变性,当血液渗透至子宫浆膜层时,子宫表面现紫蓝色瘀斑,称为子宫胎盘卒中,又称为库弗莱尔子宫。有时血液还可渗入输卵管系膜、卵巢生发上皮下、阔韧带内。子宫肌层由于血液浸润、收缩力减弱,造成产后出血。

严重的胎盘早剥可以引发一系列病理生理改变。从剥离处的胎盘绒毛和蜕膜中释放大量组织凝血活酶,进入母体血循环,激活凝血系统,导致弥散性血管内凝血(DIC),肺、肾等脏器的毛细血管内微血栓形成,造成脏器缺血和功能障碍。胎盘早剥持续时间越长,促凝物质不断进入母血,激活纤维蛋白溶解系统,产生大量的纤维蛋白原降解产物(FDP),引起继发性纤溶亢进。发生胎盘早剥后,消耗大量凝血因子,并产生高浓度 FDP,最终导致凝血功能障碍。

三、临床表现

根据病情严重程度,Sher 将胎盘早剥分为 3 度。

(一)Ⅰ度

多见于分娩期,胎盘剥离面积小,患者常无腹痛或腹痛轻微,贫血体征不明显。腹部检查见子宫软,大小与妊娠周数相符,胎位清楚,胎心率正常。产后检查见胎盘母体面有凝血块及压迹即可诊断。

(二)Ⅱ度

胎盘剥离面为胎盘面积 1/3 左右。主要症状为突然发生持续性腹痛、腰酸或腰背痛,疼痛程度与胎盘后积血量成正比。无阴道流血或流血量不多,贫血程度与阴道流血量不相符。腹部检查见子宫大于妊娠周数,子宫底随胎盘后血肿增大而升高。胎盘附着处压痛明显(胎盘位于后壁则不明显),宫缩有间歇,胎位可扪及,胎儿存活。

(三)Ⅲ度

胎盘剥离面超过胎盘面积 1/2。临床表现较Ⅱ度重。患者可出现恶心、呕吐、面色苍白、四肢湿冷、脉搏细数、血压下降等休克症状,且休克程度大多与阴道流血量不成正比。腹部检查见子宫硬如板状,宫缩间歇时不能松弛,胎位扪不清,胎心消失。

四、处理原则

纠正休克、及时终止妊娠是处理胎盘早剥的原则。患者入院时,情况危重、处于休克状态,应积极补充血容量,及时输入新鲜血液,尽快改善患者状况。胎盘早剥一旦确诊,必须及时终止妊娠。终止妊娠的方法根据胎次、早剥的严重程度、胎儿宫内状况及宫口开大等情况而定。此外,对并发症如凝血功能障碍、产后出血和急性肾衰竭等进行紧急处理。

五、护理

(一)护理评估

1.病史

孕妇在妊娠晚期或临产时突然发生腹部剧痛,有急性贫血或休克现象,应引起高度重视。护士需结合有无妊娠期高血压疾病或高血压病史、胎盘早剥史、慢性肾炎史、仰卧位低血压综合征史及外伤史,进行全面评估。

2.身心状况

胎盘早剥孕妇发生内出血时,严重者常表现为急性贫血和休克症状,而无阴道流血或有少量阴道流血。因此对胎盘早剥孕妇除进行阴道流血的量、色评估外,应重点评估腹痛的程度、性质,孕妇的生命体征和一般情况,以及时、准确地了解孕妇的身体状况。胎盘早剥孕妇入院时情况危急,孕妇及其家属常常感到高度紧张和恐惧。

3.诊断检查

(1)产科检查:通过四步触诊判断胎方位、胎心情况、宫高变化、腹部压痛范围和程度等。

(2)B超检查:正常胎盘B超图像应紧贴子宫体部后壁、前壁或侧壁,若胎盘与子宫体之间有血肿时,在胎盘后方出现液性低回声区,暗区常不止一个,并见胎盘增厚。若胎盘后血肿较大时,能见到胎盘胎儿面凸向羊膜腔,甚至能使子宫内的胎儿偏向对侧。若血液渗入羊水中,见羊水回声增强、增多,系羊水混浊所致。当胎盘边缘已与子宫壁分离,未形成胎盘后血肿,则见不到上述图像,故B超检查诊断胎盘早剥有一定的局限性。重型胎盘早剥时常伴胎心、胎动消失。

(3)实验室检查:主要了解患者贫血程度及凝血功能。重型胎盘早剥患者应检查肾功能与二氧化碳结合力。若并发DIC时进行筛选试验血小板计数、凝血酶原时间、纤维蛋白原测定,结果可疑者可做纤溶确诊试验(凝血酶时间、优球蛋白溶解时间、血浆鱼精蛋白副凝时间)。

(二)可能的护理诊断

1.潜在并发症

弥散性血管内凝血。

2.恐惧

与胎盘早剥引起的起病急、进展快,危及母儿生命有关。

3.预感性悲哀

与死产、切除子宫有关。

(三)预期目标

(1)孕妇出血性休克症状得到控制。

(2)患者未出现凝血功能障碍、产后出血和急性肾衰竭等并发症。

(四)护理措施

胎盘早剥是一种妊娠晚期严重危及母儿生命的并发症,积极预防非常重要。护士应使孕妇接受产前检查,预防和及时治疗妊娠期高血压疾病、慢性高血压、慢性肾病等;妊娠晚期避免仰卧位及腹部外伤;施行外倒转术时动作要轻柔;处理羊水过多和双胎者时,避免子宫腔压力下降过快等。对于已诊断为胎盘早剥的患者,护理措施如下。

1.纠正休克

改善患者的一般情况护士应迅速开放静脉,积极补充其血容量,及时输入新鲜输血。既能补充血容量,又可补充凝血因子。同时密切监测胎儿状态。

2.严密观察病情变化

及时发现并发症凝血功能障碍表现为皮下、黏膜或注射部位出血,子宫出血不凝,有时有尿血、咯血及呕血等现象;急性肾衰竭可表现为尿少或无尿。护士应高度重视上述症状,一旦发现,及时报告医师并配合处理。

3.为终止妊娠做好准备

一旦确诊,应及时终止妊娠,以孕妇病情轻重、胎儿宫内状况、产程进展、胎产式等具体状态决定分娩方式,护士需为此做好相应准备。

4.预防产后出血

胎盘早剥的产妇胎儿娩出后易发生产后出血,因此分娩后应及时给予宫缩剂,并配合按摩子宫,必要时按医嘱做切除子宫的术前准备。未发生出血者,产后仍应加强生命体征观察,预防晚期产后出血的发生。

5.产褥期的处理

患者在产褥期应注意加强营养,纠正贫血。更换消毒会阴垫,保持会阴清洁,预防感染。根据孕妇身体情况给予母乳指导。死产者及时给予退乳措施,可在分娩后 24 小时内尽早服用大剂量雌激素,同时紧束双乳,少进汤类;水煎生麦芽当茶饮;针刺足临泣、悬钟等穴位等。

(五)护理评价

(1)母亲分娩顺利,婴儿平安出生。

(2)患者未出现并发症。

参考文献

[1] 高桂琴.内科护理学[M].北京:人民卫生出版社,2021.

[2] 谢莉玲,张秀平.妇产科护理学[M].北京:人民卫生出版社,2020.

[3] 李艳.基础护理学[M].武汉:华中科技大学出版社,2020.

[4] 林杰.新编实用临床护理学[M].青岛:中国海洋大学出版社,2019.

[5] 王家丽,高莉.基础护理学[M].长沙:中南大学出版社,2021.

[6] 古仕明.外科护理学[M].北京:中国医药科技出版社,2019.

[7] 张兆云.新编临床护理学研究[M].北京:中国纺织出版社,2020.

[8] 黄方.新编临床护理学[M].北京:科学技术文献出版社,2021.

[9] 王艳伟.临床护理学实践[M].北京:中国纺织出版社,2019.

[10] 李美娟.现代临床常见病护理学[M].昆明:云南科学技术出版社,2020.

[11] 任洁娜.外科护理学实用技术[M].上海:复旦大学出版社,2021.

[12] 张君.新编实用护理学[M].天津:天津科学技术出版社,2020.

[13] 张红梅.现代基础护理学[M].长春:吉林科学技术出版社,2019.

[14] 王伟,梁津喜,杨明福.骨科临床诊断与护理[M].长春:吉林科学技术出版
社,2020.

[15] 茅清.妇产科护理学实验及仿真模拟教学[M].厦门:厦门大学出版社,2020.

[16] 姜春梅.护理学临床应用[M].北京:科学技术文献出版社,2019.

[17] 张云.基础临床护理学[M].乌鲁木齐:新疆人民卫生出版社,2020.

[18] 时元梅,巩晓雪,孔晓梅.基础护理学[M].汕头:汕头大学出版社,2019.

[19] 郭霞.实用护理学技术[M].哈尔滨:黑龙江科学技术出版社,2020.

[20] 郭锦丽,高小雁,胡靖,等.骨科临床护理思维与实践[M].北京:人民卫生出
版社,2020.

［21］张爱芳,樊芳.五官科护理学［M］.天津:天津科学技术出版社,2020.

［22］何平平,吴斌.妇产科护理学［M］.长沙:中南大学出版社,2020.

［23］李艳萍.新编临床护理学［M］.哈尔滨:黑龙江科学技术出版社,2020.

［24］何晓燕,刘爱钦.护理学导论［M］.北京:中国医药科技出版社,2018.

［25］王静,侯娟,宋秀艳.实用外科护理学［M］.南昌:江西科学技术出版社,2019.

［26］贾焕香.实用护理操作与医院感染防控［M］.长春:吉林科学技术出版社,2019.

［27］米树文,王锡娟.外科护理学［M］.长沙:中南大学出版社,2020.

［28］靳蓉晖,石丽,张艳.实用护理学［M］.长春:吉林科学技术出版社,2019.

［29］程玉莲,赵国琴.护理学基础［M］.北京:人民卫生出版社,2020.

［30］王慧,梁亚琴,赵学美,等.现代临床疾病护理学［M］.青岛:中国海洋大学出版社,2019.

［31］邓兆平,任伟,袁菲.现代外科护理学［M］.天津:天津科学技术出版社,2018.

［32］李玲.现代产科护理学进展［M］.汕头:汕头大学出版社,2019.

［33］王海玲.内科护理学诊疗精粹［M］.长春:吉林科学技术出版社,2019.

［34］李楠.眼科临床护理的知识与技能探究［J］.介入放射学杂志,2019,28(12):10024.

［35］牟静静,刘丽,赵晓甦.序贯性营养在重型颅脑损伤病人护理中的应用研究进展［J］.护理研究,2021,35(4):657-660.

［36］王妍,田敏,刘峰,等.心内科护理安全管理指标体系的构建［J］.护理学杂志,2019,34(11):46-50.

［37］肖萍,彭小琼,邓丽君,等.骨科护理质量敏感指标在专科护理持续质量改进的应用［J］.护理学杂志,2020,35(9):54-56.

［38］岳跃红,刘春燕.品质管理圈在妇产科优质护理服务中的应用［J］.重庆医学,2017,46(2):379-381.